Poussez, Madame !

Éditeur : Stéphane Chabenat
Suivi éditorial : Clotilde Alaguillaume, Pauline Labbé
Conception maquette/mise en pages : Marion Alfano, Florence Cailly
Conception couverture : MaGwen
Illustrations : Samuel Rimbault

Les Éditions de l'**Opportun**
16 rue Dupetit-Thouars
75003 PARIS
www.editionsopportun.com

Poussez, Madame !

CONFESSIONS D'UNE SAGE-FEMME

Sylvie Coché et Samuel Rimbault

Avec la collaboration de Capucine Roche

Avant-propos

« Naître, c'est recevoir
tout un univers en cadeau. »
Jostein Gaarder

Voilà déjà, ou seulement, plus de trente ans que je participe à l'événement le plus extraordinaire qui soit : la naissance d'un enfant. Pour la grande majorité des patientes, ce moment est empreint de bonheur et de joie. Mais ce n'est pas toujours le cas. Avant de voir pointer le bout du nez de leur bébé, les futures mamans sont souvent traversées par des émotions, joyeuses ou non, qui les plongent dans un état flottant…

Nous assistons ainsi à des accouchements aussi divers que variés. Rocambolesques, émouvants, déchirants, amusants, surprenants, touchants… Pas une seule naissance ne ressemble à une autre, excepté le fait que chaque femme vit, ce jour-là, un moment hors du commun.

En tant que sage-femme, j'ai été aux premières loges de ces moments intenses et uniques partagés avec un très grand nombre de jeunes mamans. J'ai souhaité vous faire partager mon expérience et ces moments. Car ces histoires, toutes réelles, dessinent avec authenticité les contours de ma profession.

Ce métier que j'aime tant, même s'il est difficile, contraignant et implique de grandes responsabilités, demeure pour moi, avant tout, exaltant, et m'apporte cette intarissable joie d'accueillir la vie.

Bébé trampoline

Sept heures du matin. Il ne me reste plus qu'une demi-heure de garde après douze longues heures de présence. Ma collègue est dans le service des suites de couches pour faire les injections du matin. Seule dans l'office de la salle d'accouchement, je décide de me préparer un chocolat chaud, petite récompense d'une dure nuit de labeur, quand apparaît dans l'embrasure de la porte, Zézette, une aide-soignante de gynécologie d'à peine 1,45 m malgré ses talons de dix centimètres et qui parle avec une voix aussi haut perchée que ses chaussures. Elle pousse dans une chaise roulante une patiente qui vient de perdre les eaux.

Le protocole de l'établissement exige que toute patiente arrivant dans cet état ne doit plus, le seuil de la clinique franchi, poser un pied par terre, même si cela ne signifie pas qu'elle est sur le point d'accoucher… Zézette m'informe que c'est le premier bébé de cette dame, qu'elle a quelques contractions mais rares, espacées et peu douloureuses. Elle s'apprête à l'installer tranquillement dans une salle en me précisant que je peux prendre mon temps. Cela m'arrange car j'avais vraiment très envie de boire ce chocolat chaud...

Pourtant, je change d'avis. Je me dis que j'ai tout intérêt à aller brancher maintenant cette dame au monitoring, cela ne me prendra que quelques minutes et me permettra de déguster l'esprit tranquille ma boisson chaude… Je suis donc Zézette, la patiente et une amie qui l'accompagne jusqu'à la salle d'accouchement. Je demande à la patiente si tout va bien. Elle me répond très bien supporter ses contractions et n'en avoir que depuis peu. Je lui propose alors de s'installer sur la table d'accouchement afin de l'examiner et de brancher le monitoring. La patiente se lève sans difficulté et s'approche de la table. Voyant que sa robe était trempée par le liquide perdu, je lui demande de la retirer avant de s'installer : « Ce sera plus confortable de passer une chemise sèche avant de vous allonger », précisé-je en l'aidant.

La robe enlevée, je me baisse ensuite pour l'aider à retirer sa culotte. Le slip n'avait pas atteint le niveau des genoux, que je vois alors tomber quelque chose dans le fond de la culotte. Je réalise aussitôt que c'est son bébé qui est descendu et a rebondi sur la culotte comme sur un trampoline puis a glissé, en moins de temps qu'il ne faut pour le dire, sur le sol carrelé, trempé de liquide amniotique. Sa glissade n'est stoppée que grâce au cordon ombilical qui le relie à sa mère…

La patiente tourne la tête, aperçoit son bébé et, dans un élan instinctif, s'élance vers lui en hurlant, aussitôt ceinturée et immobilisée par son amie qui garde son sang-froid. Je fais aussitôt le tour de la patiente pour prendre le bébé dans mes bras. J'ai besoin d'aide pour accéder au matériel afin de couper le cordon et donner au plus vite les premiers soins au bébé. Mais Zézette, prise de panique, se met à hurler en même temps que la maman.

Le bébé dans les bras, je dois calmer les deux femmes tout en donnant mes instructions à Zézette pour qu'elle coupe le cordon. Je quitte au plus vite la salle d'accouchement pour m'occuper du bébé qui pousse enfin son premier cri ! Je ne peux décrire le soulagement que j'ai ressenti à ce moment-là...

La chance continue de nous sourire puisqu'au même instant le pédiatre arrive dans le service et prend immédiatement le bébé en charge. Il constate que le nourrisson se porte à merveille et ne présente aucune séquelle apparente et immédiate de sa chute, ce qui sera confirmé par les radios et examens complémentaires faits par la suite.

Je retourne en salle rassurer la maman et son amie. La patiente est encore sous le choc et ne comprend pas comment elle a pu accoucher sans s'en rendre compte. Elle tremble de tous ses membres. Il lui faudra plusieurs minutes pour enfin réaliser et savourer l'arrivée, quoique spectaculaire, de son bébé.

Ce jour-là, nous avons accueilli une magnifique petite fille de 3,8 kg en parfaite santé qui n'a même pas provoqué de déchirure à sa maman en sortant… Je garde en moi le souvenir inoubliable de ce miracle. En revanche, je n'arrive plus à me souvenir si j'ai fini par boire mon chocolat chaud...

Bébé trampoline

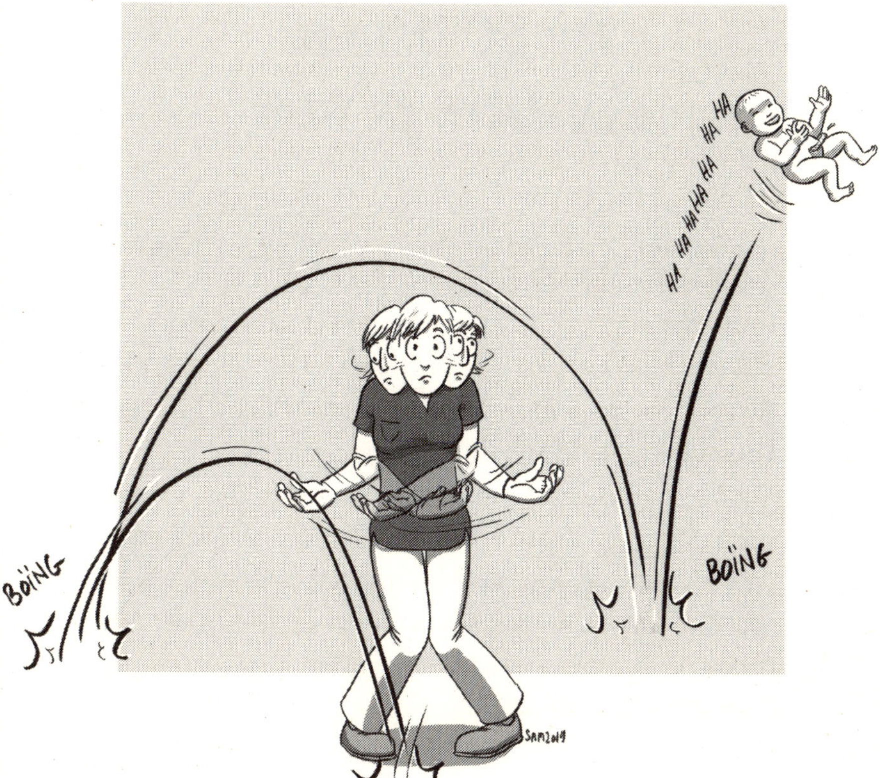

Quand rien ne se passe comme prévu

La technologie dans le domaine médical a fait des progrès considérables en quelques années. L'échographie, par exemple, est devenue un examen incontournable pour assurer le bon suivi d'une grossesse. Cela n'a pas toujours été le cas. Au début de mon exercice, il y a une trentaine d'années, les échographies durant la grossesse restaient exceptionnelles. Ce qui réservait parfois bien des surprises…

Lors d'une garde, une jeune femme se présente à l'accueil des salles d'accouchement. Elle ressent des contractions régulières depuis quelques heures. Tout en l'installant, je lui pose des questions sur sa grossesse, la date prévue de son accouchement… Il s'avère que le terme est dépassé depuis trois jours, qu'elle n'a eu aucune contraction avant ce jour, qu'elle a pris un nombre assez faible de kilos, une dizaine à peine, et que sa grossesse s'est passée le plus simplement possible. La jeune femme est déjà maman d'une petite fille et espère en avoir une autre. Sa grossesse a été suivie par un médecin généraliste et elle n'a eu aucune échographie durant neuf mois. La taille de son utérus est dans la norme d'un utérus à terme. Sa seule particularité à l'examen est sa forme originale en cœur ! Je le fais remarquer aux futurs parents, ce qui les fait sourire…

Ce jour-là, il y a beaucoup de monde, les cinq salles d'accouchement sont occupées et je suis la seule sage-femme de garde. Il n'y a qu'un seul obstétricien sur place, les autres exerçant dans leurs cabinets en centre-ville.

Le travail se déroule sans problème, et même rapidement, comme pour les autres patientes en travail ce jour-là. C'est à se demander s'il y a quelque chose dans l'air propice à l'arrivée de tous ces bébés… Au moment où ma patiente m'avertit qu'elle a envie de pousser, une autre patiente me sonne pour la même raison ! Elles poussent de concert… L'obstétricien prendra en charge cette patiente, accompagné de l'auxiliaire de puériculture, tandis que je m'occuperai seule de l'autre couple. Ma patiente pousse comme une reine et son bébé sort à toute vitesse. Je présente l'enfant à ses parents, un garçon qui me semble bien petit pour son terme mais qui se porte à merveille.

Je quitte la pièce, avec le bébé dans les bras, pour me diriger dans la salle servant aux premiers soins située de l'autre côté du couloir. Je demande au papa de surveiller sa femme juste le temps que je m'occupe de son bébé et le charge de me prévenir si quoi que ce soit lui paraît anormal. Je n'ai pas même le temps d'habiller le bébé que le père me rejoint un peu inquiet. Il me signale que sa femme a de nouveau envie de pousser ! Je le rassure en lui expliquant que c'est sans doute le placenta qui s'est décollé et qui est sur le point de sortir, qu'il n'y a rien à craindre et que j'arrive.

Une petite voix au fond de moi me pousse à aller voir immédiatement. J'enveloppe rapidement le petit encore tout nu dans un molleton, le dépose dans son berceau et file vers sa maman.

Et là, horreur ! Je vois sortir une petite paire de fesses... Je me retourne et crie de toutes mes forces : « Siège ! Des jumeaux ! »

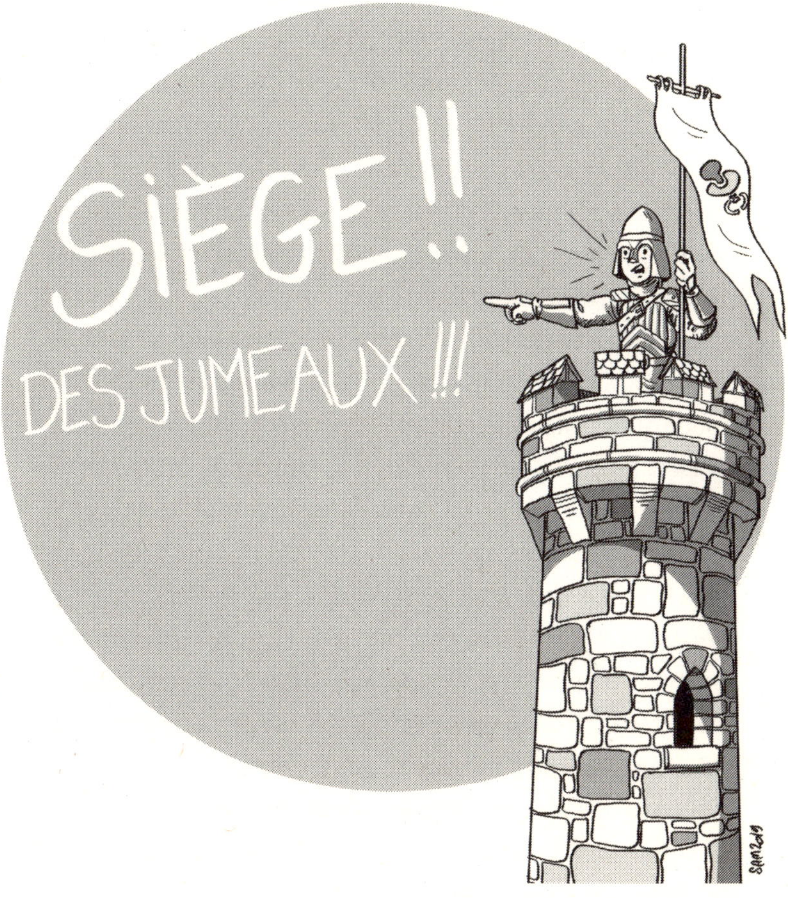
SIÈGE !!
DES JUMEAUX !!!

Je me précipite et n'ai plus qu'à cueillir un second petit garçon dont tout le monde ignorait jusque-là l'existence. Quelle émotion ! Je cours déposer ce frère-surprise dans la salle des soins et reviens vite au chevet de la maman. Dans le couloir, je croise le papa en état de choc, qui marche comme un zombie en répétant sans cesse : « Ce n'est pas possible... Ce n'est pas possible... »

Arrivée auprès de sa femme, je trouve une personne littéralement abasourdie :

« On ne peut pas avoir de jumeaux ! La chambre est trop petite, il n'y a qu'un lit, la poussette n'a qu'une place et on n'a pas les moyens d'acheter une voiture plus grande… Alors vous voyez, des jumeaux, on ne peut pas ! En plus, je voulais une deuxième fille, alors deux garçons, vous pensez bien… »

Le stress finit par retomber… Les petits frères se retrouvent serrés très fort sur le cœur de leurs parents et nous faisons une magnifique photo de famille. Le reste de l'équipe nous rejoint ensuite. Je leur présente mes magnifiques jumeaux. À eux deux, ils n'ont mis qu'un seul bébé au monde, alors qu'à moi seule, j'en ai fait naître deux en même temps ! Je suis très fière. À l'époque, les naissances, c'était comme les trains, un bébé pouvait en cacher un autre !

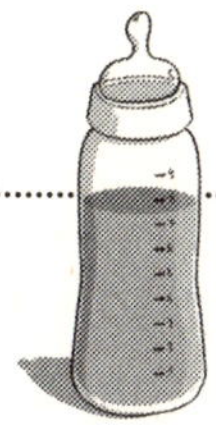

LAPSUS RÉVÉLATEUR ?

Une patiente vient en consultation pour un enregistrement des contractions et du rythme cardiaque du bébé, effectué avec un appareil appelé un *monitoring*.
« Bonjour Madame, j'ai rendez-vous avec Monique Toring. »

Nature ou aromatisé ?

Une journée comme une autre, les consultations se succèdent à un rythme soutenu. Puis, c'est au tour d'une jeune femme enceinte de six mois. Timidement, elle me dit venir pour une prescription, un traitement contre une mycose vaginale et me précise que ce n'est pas la peine de perdre du temps à l'examiner, qu'elle sait ce qu'elle a. Je lui explique que je ne peux pas lui donner un traitement sans constater par moi-même s'il s'agit bien de ce problème et de son étendue. Elle rougit, hésite, insiste en me demandant s'il est vraiment nécessaire que je l'examine...

Voyant son trouble, je lui demande ce qui l'ennuie à ce point-là. Elle me répond : « Je suis très gênée, vous allez trouver du yaourt dans mon vagin ! »

Surprise, je lui demande par quel hasard ce produit laitier a atterri à un endroit si peu habituel. Ayant lu dans un magazine que les yaourts étaient utiles contre les mycoses, elle avait décidé d'essayer. Elle a sans doute mal lu : il est bon de *manger* des yaourts pour éviter les mycoses ! Ma curiosité me pousse à lui demander davantage de détails… Elle m'explique donc qu'elle a, avec moult difficultés, introduit du yaourt dans son vagin à l'aide d'une petite cuillère.

« Vous avez utilisé du yaourt nature ou aromatisé ? » la questionné-je en plaisantant pour détendre un peu l'atmosphère…

« Nature évidemment… » me répond-elle alors, confuse.

Je l'ai rassurée en lui expliquant que l'erreur est humaine, qu'il n'y avait aucun risque à utiliser le yaourt de cette manière mais que son effet thérapeutique laissait à désirer… Ce yaourt lui a quand même été bénéfique car tout droit sorti du réfrigérateur, il a calmé un temps la sensation de brûlure qu'elle ressentait.

Elle est repartie avec une prescription « traditionnelle » qui, je pense, a arrangé le problème. En tout cas, elle n'est jamais revenue en consultation d'urgence avant le jour de son accouchement !

Strip-tease prénatal

Il y a quelques années, la tenue du personnel soignant féminin se composait d'une simple blouse et non d'un ensemble « tunique-pantalon ». La longueur de la blouse était variable suivant les époques et l'âge de celle qui la portait, et a fait fantasmer un certain nombre de personnes de sexe masculin...

Cela me rappelle des moments plus ou moins gênants vécus pendant mon exercice. Au début de ma carrière, je devais porter une blouse se fermant par des boutons-pression sur toute sa longueur. Je tiens à préciser avant d'aller plus loin que le choix de la tenue des sages-femmes ne nous incombe pas, il nous est imposé par l'établissement qui nous emploie.

Je me trouvais donc dans un couloir et m'apprêtais à entrer dans la salle d'accouchement pour examiner une patiente. J'entrouvre la porte mais une de mes collègues m'interpelle : « Attends ! Juste une seconde ! J'ai une question à te poser… »

Je m'interromps afin de lui répondre puis entre précipitamment dans la salle pour rattraper mon retard. Je ne m'étais pas aperçue que la poignée de la porte s'était glissée entre les pressions de ma blouse... Un pas a suffi pour que toutes les pressions se détachent en même temps et que je me retrouve en sous-vêtements dans la salle d'accouchement sous le regard médusé du couple qui m'attendait. Ma petite blouse à rayures roses et blanches était restée, quant à elle, lamentablement accrochée à la poignée de la porte !

Je deviens rouge écarlate. Honteuse, je me suis retournée, j'ai récupéré ma blouse, l'ai réenfilée aussi vite que possible et suis sortie sans un mot, mortifiée.

Il m'aura fallu plusieurs minutes et un verre d'eau fraîche pour avoir le courage de retourner dans la salle d'accouchement. Les futurs parents avaient encore le sourire aux lèvres mais ont été cléments avec moi, me promettant qu'ils garderaient un souvenir amusé de ma mésaventure. La naissance de leur bébé restera associée à ma séance de strip-tease involontaire ! Vous comprendrez aisément que je suis ravie maintenant de travailler en pantalon et en tunique, sans boutons, ni pressions…

Strip-tease prénatal

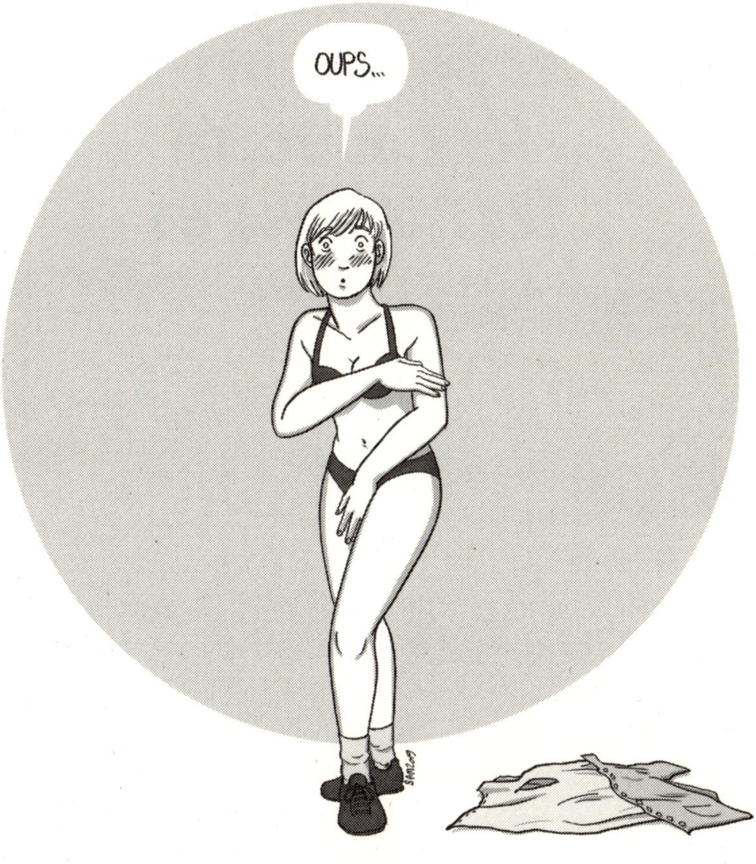

Les plaisanteries les plus courtes sont souvent les meilleures

Tout le monde n'est pas du matin. Certaines personnes se lèvent du pied gauche. Ce matin-là, c'était le cas du gynécologue de garde. Depuis son arrivée, il ne faisait que des remarques désagréables avec, évidemment, la plus parfaite mauvaise foi. Le personnel soignant et les sages-femmes sont d'ailleurs régulièrement les boucs émissaires de certains médecins. Nous encaissions donc en pensant que les choses allaient finir par se tasser, mais la situation ne s'améliorait pas. Le médecin ne faisait aucun effort.

En cours d'après-midi, notre râleur de service réalise une césarienne. J'assure l'aide opératoire à ses côtés. Sa mauvaise humeur n'est pas passée inaperçue auprès de la jeune maman, qui est l'une de ses fidèles patientes.

Peu de temps après l'intervention, le service de stérilisation me téléphone pour me dire que le compte des instruments, normalement contenus dans une boîte de césarienne, ne tombe pas juste. Je suis très surprise. Le compte a été fait au bloc et pour nous rien ne manquait. Un des instruments était probablement tombé dans la poubelle lorsque la table avait été débarrassée après l'intervention. Ne pouvant retrouver et fouiller les poubelles concernées, la prudence et la procédure nous obligent à réaliser une radio de l'abdomen de la patiente afin d'avoir la preuve que les ciseaux manquants ne s'y trouvent pas.

Je préviens alors l'obstétricien de l'affaire, ce qui, évidemment, a pour effet d'accroître sa contrariété. Il n'avait pas besoin de ça ! Il se rend au chevet de la patiente pour lui expliquer le problème et la rassurer, en lui disant qu'il fallait appliquer la procédure mais qu'il n'y avait pas de quoi s'inquiéter.

J'accompagne ensuite la manipulatrice avec son appareil mobile de radiographie dans la chambre de la patiente. Pendant les préparatifs, nous discutons de la césarienne et, là, la jeune maman me dit qu'elle est désolée que son médecin, d'ordinaire si gentil, ait été si désagréable avec moi et qu'il mériterait une punition.

Une idée de représailles s'est alors présentée à mon esprit. Ayant eu une excellente relation avec la patiente, pleine d'humour, durant le travail, je lui propose d'être ma complice pour faire une mauvaise farce à son médecin. Elle accepte tout de suite. Je lui explique alors mon plan : « Je vais glisser ma paire de ciseaux sous vos fesses avant de prendre le cliché. S'il n'y a, comme nous en sommes pratiquement sûrs, qu'une seule paire de ciseaux sur la radio, nous saurons que tout est O.K. Si, par malheur, il y en a deux, il faudra repasser au bloc. »

Moins d'une heure plus tard, la radio arrive sur mon bureau. Je ne pouvais rêver trucage plus réussi ! Bien évidemment, il n'y avait qu'une seule paire de ciseaux, la mienne, sur le cliché, et l'illusion était tout à fait crédible. Seule la forme des ciseaux ne correspondait pas à une paire de ciseaux chirurgicaux puisqu'il s'agissait de mes ciseaux à papier...

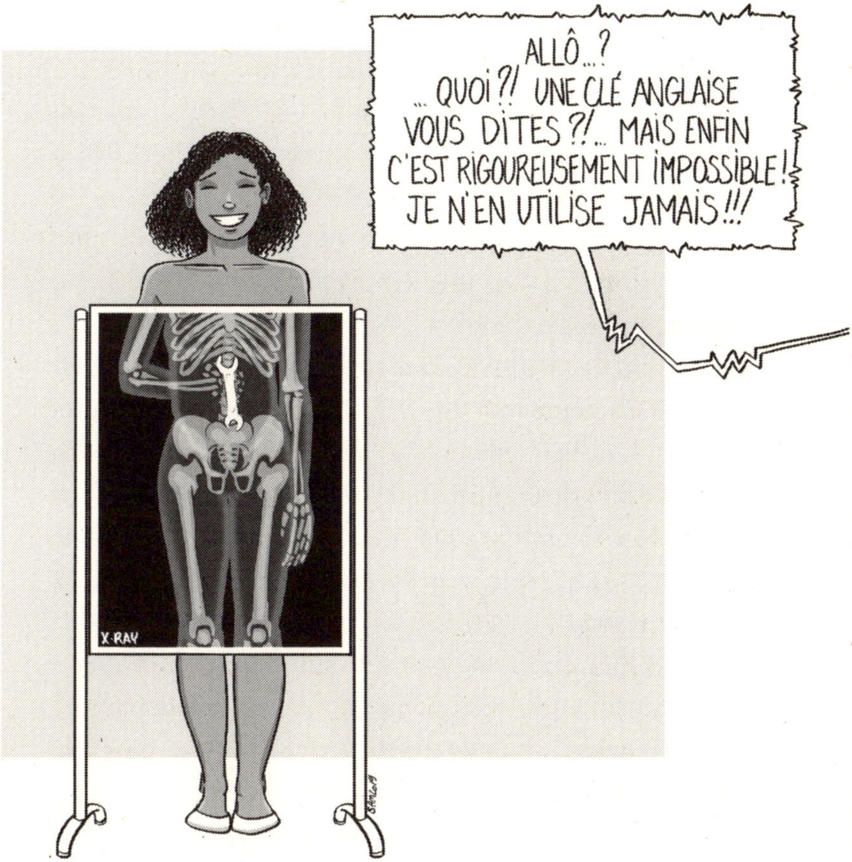
ALLÔ...?
... QUOI ?! UNE CLÉ ANGLAISE VOUS DITES ?!... MAIS ENFIN C'EST RIGOUREUSEMENT IMPOSSIBLE ! JE N'EN UTILISE JAMAIS !!!
X-RAY

Je me rends alors dans le bureau du médecin, qui était en consultation, place la radio bien en évidence au milieu de son bureau et retourne à mes occupations.

Quelques minutes plus tard, il arrive en trombe dans mon bureau en brandissant la radio. Il est livide et tourne dans la pièce comme un lion en cage : « Ce n'est pas possible, je suis sûr que nous avons compté correctement ! Comment vais-je annoncer ça à ma patiente ?! »

Je lui demande le cliché, le pose à plat sur mon bureau et dépose dessus ma paire de ciseaux qui correspond parfaitement à la forme de l'instrument en lui disant : « Regardez bien, il n'y a rien qui vous frappe ?! »

Il regarde furtivement mais est si contrarié qu'il ne comprend pas où je veux l'amener. Les plaisanteries les plus courtes étant les meilleures, je lui avoue la supercherie. Je n'ai pas eu le temps de terminer mon explication qu'il attrape l'annuaire posé à portée de main et m'en assene un bon coup sur la tête ! Je reconnais que je ne l'avais pas volé, celui-là… Malgré ce mauvais tour, nous sommes restés en bons termes. Nous avons même sabré le champagne dans la chambre de la patiente qui, à aucun moment, n'a regretté d'avoir été ma complice…

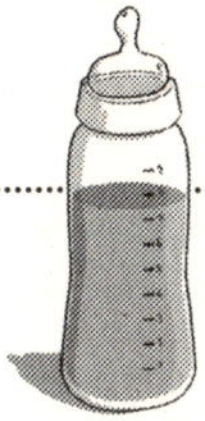

DRÔLE D'IDÉE !

On pense, à tort, que tout le monde sait comment prendre tel ou tel médicament. Pour les comprimés, on a assez peu de mauvaises surprises, ils sont en général avalés. En ce qui concerne les autres modes d'administration, il n'en va pas de même... Vous comprenez ainsi pourquoi une patiente ne veut plus de traitement par suppositoire quand vous découvrez qu'elle les met avec l'emballage. Aïe, aïe, aïe !

Vœu prémonitoire

Certaines femmes ont d'énormes difficultés à mener une grossesse à terme. J'ai assisté à plusieurs reprises une patiente qui cumulait les fausses couches, sans véritable raison, à des termes de plus en plus avancés. Le sort s'acharnait contre elle et le hasard aussi, puisqu'à chaque fois qu'elle se présentait aux urgences, c'est moi qui étais de garde. Nous avons fini par nouer une relation particulière, faite de tristesse, de respect mutuel et de complicité face à l'adversité.

Après cinq échecs consécutifs, elle était de nouveau enceinte. Le terme était prévu au printemps. Elle était hospitalisée depuis plusieurs semaines ; non pas que les choses se passaient mal, mais pour éviter si possible un nouvel échec et pour la rassurer puisqu'elle approchait de la date à laquelle elle avait perdu ses bébés précédents.

C'était le soir de Nouvel An. Dans le service, nous étions trois : deux auxiliaires de puériculture et moi. Nous avions décidé d'égayer la soirée en faisant le tour des chambres en tenue de soirée. Les patientes ont beaucoup apprécié, en particulier ma petite dame qui, en ce soir de fête et de vœux, avait un peu le blues. Je lui avais alors promis qu'elle serait la première à qui je ferais la bise pour la nouvelle année !

Chose promise, chose due : avant la fin des douze coups de minuit, j'étais à son chevet, tenant dans chaque main une coupe de champagne. Pour une fois, c'était permis ! Nous avions trinqué, échangé nos vœux et étions tombées dans les bras l'une de l'autre. Je lui avais donné rendez-vous au mois de mai suivant pour participer à l'arrivée de ce bébé. Nous avions la certitude que cette fois-ci était la bonne ! Quatre mois plus tard, j'étais présente à son accouchement. Elle a mis au monde la plus jolie des petites filles. Le miracle du Nouvel An s'était produit.

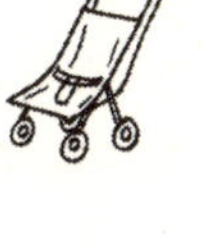

En un éclat de rire...

Le 25 décembre, milieu de matinée. Le service est calme, une seule patiente est en travail dans une salle d'accouchement. En ce jour férié, toute l'équipe est réunie, joyeuse et de bonne humeur et nous buvons tranquillement notre petit café du matin en attendant les agapes prévues à midi, Noël oblige !

Je m'occupe de la patiente depuis 7 heures du matin et le courant passe très bien entre nous. Elle et son mari respirent le bonheur et la joie de vivre et ils ont beaucoup d'humour. Nous sommes faits pour nous entendre.

Arrive le moment de pousser. Le gynécologue, l'anesthésiste, l'auxiliaire de puériculture et moi-même nous retrouvons autour de la patiente. L'obstétricien met ses gants, je me place à côté de la patiente et commence à lui expliquer la technique à adopter : « Inspirez à fond, bloquez la respiration et poussez le plus fort et le plus longtemps possible. »

La patiente prend son inspiration et, en plein effort, relâche brusquement son souffle, projetant des postillons au visage de l'accoucheur. Voyant cela, elle éclate de rire. Tous les regards se croisent, provoquant le fou rire général !

L'anesthésiste pleurait de rire, effondré sur la paillasse ; le mari était parti, front contre le mur et moi j'étais hilare, appuyée à la fenêtre. L'accoucheur essayait de garder son sérieux, sans succès. Il restait cependant attentif, prêt à cueillir le bébé. La maman, quant à elle, riait si fort, qu'à chaque nouvel éclat de rire, on pouvait voir avancer la tête du bébé de quelques millimètres.

Rien n'arrivait à calmer ce fou rire et chaque regard échangé relançait la machine de plus belle. Résultat : ce petit bonhomme de Noël est sorti par les seules poussées dues aux éclats de rire de sa maman ; elle n'a jamais eu besoin de se concentrer pour l'aider à sortir. Une fois le bébé posé dans les bras de sa maman, l'émotion de l'instant a fait revenir instantanément le calme dans la pièce. Nous avons alors félicité les joyeux parents.

L'anecdote a fait le tour de la maternité et de la ville. En effet, dès notre sortie de la salle d'accouchement, une radio locale nous interviewait pour savoir quand et comment était né notre premier bébé de Noël. L'histoire a fait un tabac à l'antenne ! Ce petit bébé a été le héros du jour à la maternité… et le « héros » de toujours pour ses parents.

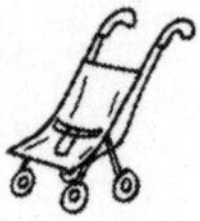

En un éclat de rire...

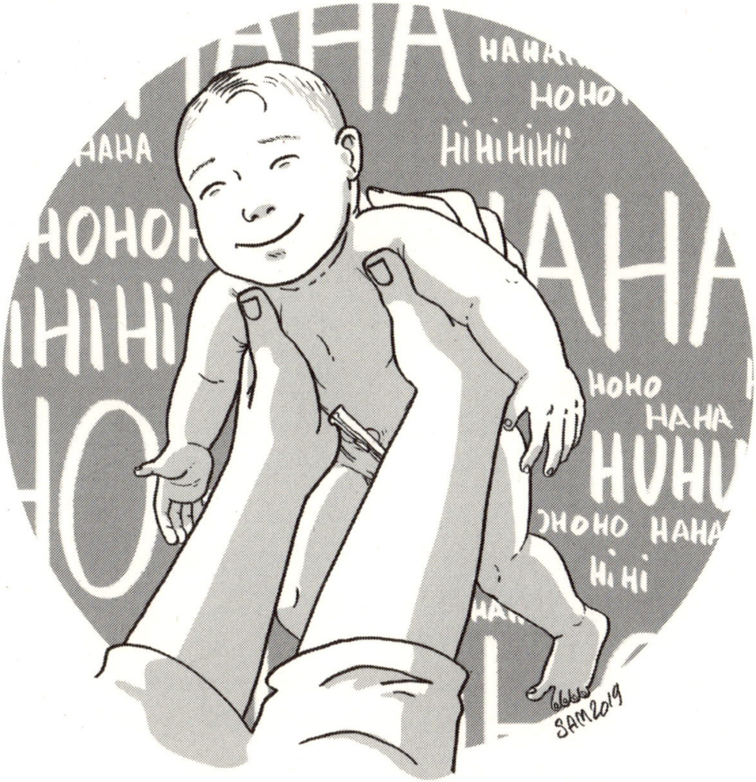

La gourmandise est un vilain défaut

Un des grands avantages de notre profession, c'est de rencontrer des gens généreux qui, reconnaissants qu'on les ait aidés à mettre au monde leur progéniture, nous offrent des cadeaux, la plupart étant comestibles. Notre gourmandise doit se voir sur notre visage car nous recevons en majorité des chocolats, des bonbons et autres sucreries... Mais les sages-femmes ne sont pas les seules à être gourmandes. Certains médecins, en particulier ceux de sexe masculin, ne peuvent parfois pas résister à l'appel du sucre...

Un des médecins avec lequel j'ai travaillé avait la fâcheuse tendance à se servir dans nos boîtes de confiseries sans nous demander la permission. Fait aggravant, il les prenait par poignées et les avalait goulûment.

Malgré les remarques que nous lui faisions gentiment afin qu'il change ses habitudes, les semaines se suivaient et se ressemblaient. À bout de patience, nous nous demandions comment le punir. C'est alors que j'ai vu sur le chariot de soin garé dans le couloir, une boîte de suppositoires laxatifs.

J'ai sorti une dizaine de suppositoires de leur emballage, les ai coupés en rondelles puis roulés dans le sucre en poudre que nous utilisions pour notre café. Les suppositoires étaient de couleur brune et, une fois enrobés de sucre, ils ressemblaient parfaitement à certaines gommes vendues dans le commerce. J'ai alors placé les « bonbons » dans un petit bol et posé le tout bien en vue au centre du bureau.

Pour être sûre que le piège fonctionne, dès que le médecin est arrivé dans le bureau, nous avons fait semblant de nous servir et essayé de l'empêcher d'en prendre. En réaction, il a bien entendu pris une pleine poignée de nos friandises, qu'il a enfournée aussitôt dans sa bouche en quittant le bureau.

Moins d'une minute plus tard, il revenait en criant que c'était infect et avec une telle grimace de dégoût que nous étions récompensées et vengées. Nous avions pris alors un malin plaisir à lui montrer les emballages de suppositoires que nous avions mis de côté, en lui souhaitant un bon appétit.

Nous avons eu « la soupe à la grimace » pendant quelque temps mais plus jamais il ne s'est servi sans nous demander la permission.

L'histoire (et lui non plus…) ne nous a pas dit si l'effet laxatif existe aussi lorsque ce genre de médicament est pris par voie orale...

Une terrible annonce

Un 14 juillet. L'ambiance était au beau fixe. Travailler les jours fériés, ça fait rager sur le coup, mais finalement, tout le monde est assez détendu. On envisageait même d'organiser un déjeuner d'équipe sympa. Sauf qu'il y a eu un changement de programme de dernière minute...

À peine la garde commencée, l'obstétricien avait débarqué, la mine défaite. Il venait de recevoir un appel lui apprenant que le mari de l'une de ses patientes avait trouvé la mort la nuit même dans un tragique accident de voiture. Sa femme était enceinte de neuf mois. Elle avait été avertie de l'accident mais n'en connaissait pas encore l'issue fatale. Sa famille était terrifiée à l'idée du choc que provoquerait cette annonce, d'autant plus dans son état de grossesse avancée. Désemparés, ils n'osaient pas lui annoncer la terrible nouvelle et avaient alors décidé tous ensemble de ne pas la conduire le matin à l'hôpital comme prévu pour rejoindre son époux, mais de l'amener directement à la maternité. Ils souhaitaient qu'elle apprenne le décès de son mari dans un cadre médical, de la bouche des sages-femmes qui pourraient la prendre en charge en cas de problème.

Terrible mission pour nous… En attendant son arrivée, le stress nous gagne. Nous étions deux sages-femmes de garde ce jour-là et nous nous demandions laquelle de nous deux allait lui parler. Quels mots utiliser ? Que répondre à ses questions ? Nous étions prises d'angoisse.

À son arrivée, nous l'avions aussitôt conduite dans une salle d'examen. Sa famille attendait dans la salle d'attente. La jeune femme était très inquiète. Elle se demandait pourquoi on l'avait conduite ici alors qu'elle était censée se rendre au chevet de son mari. Au fond d'elle, elle nous l'avoua plus tard, elle savait ce que nous allions lui annoncer.

Ma collègue, qui était plus âgée que moi, avait pris les choses en main. Je la soutenais de mon mieux dans cette terrible tâche. Comment annoncer une telle nouvelle ? La patiente nous avait aidées en nous demandant d'être franches avec elle et de lui dire la vérité.

Lorsque le mot décès avait été prononcé, nous l'avions vue pâlir, ses mains s'étaient mises à trembler, les larmes à couler, mais elle était restée calme. Nous avions alors fait entrer sa famille et nous étions éclipsées.

Un peu plus tard, accompagnées du médecin, nous avions proposé à la patiente de déclencher son accouchement le jour même. Elle était quasi à terme, allait mettre au monde son troisième enfant, les conditions permettaient de le faire.

Je devais suivre le travail mais dans un tel contexte, ma collègue m'avait accompagnée au chevet de la patiente. Trois ou quatre heures à peine de travail, durant lesquelles cette jeune femme avait fait preuve d'un courage admirable, restant concentrée sur le bébé, communiquant normalement avec nous.

Lorsque le bébé était sur le point de sortir, j'avais demandé à la patiente si elle se sentait la force et le courage de pousser. Dans un sourire triste, elle m'avait assuré qu'elle ferait tout son possible pour que son bébé sorte dans les meilleures conditions.

Tout se passa bien. En quelques poussées, une petite frimousse apparut. Mais au moment où je posai le bébé sur son ventre, la maman poussa un cri déchirant en hurlant le prénom de son mari. Puis, elle éclata en sanglots en serrant fort son bébé contre son cœur.

Je n'oublierai jamais l'émotion qui nous a étreints à ce moment. Nous n'avions pu nous empêcher de pleurer avec elle.

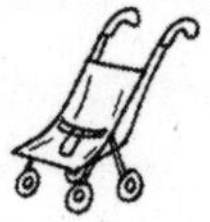

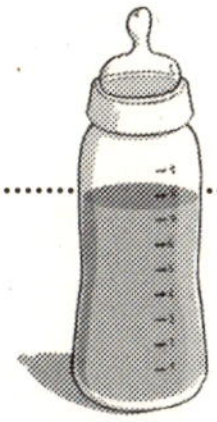

DIFFICILE À PORTER...

Une patiente d'origine étrangère portant le nom de Ankull, veut appeler sa fille Kim. Difficile de lui faire comprendre avec des mots simples ce que donne l'association des deux en français...

Mes petites miraculées

Il y a plus de trente ans, j'étais encore étudiante et terminais un de mes stages en salle d'accouchement. C'était ma dernière année. Je travaillais sous la houlette d'une sage-femme diplômée et on me confiait de plus en plus de responsabilités.

Ce jour-là, une jeune femme s'est présentée seule aux urgences, se plaignant de contractions douloureuses. J'ai commencé l'interrogatoire tout en l'installant en salle d'examen. La grossesse n'avait été ni déclarée ni suivie. Elle ne savait pas depuis quand elle était enceinte et lors de l'examen du col, il était évident que le travail était presque terminé...

Il fallait absolument estimer l'âge de la grossesse car la conduite à tenir n'est pas la même selon le nombre de semaines. Son ventre n'était pas très gros et nous soupçonnions un accouchement prématuré. La dilatation a été complète rapidement, et la patiente s'est mise aussitôt à pousser. En deux ou trois efforts expulsifs, une toute petite fille est arrivée, pesant tout juste 760 grammes ! Heureusement, l'équipe de réanimation néo-natale était sur les lieux et a pu prendre aussitôt en charge le bébé qui avait crié tout de suite.

Suspicieuse, et intuitive, la sage-femme qui travaillait avec moi a alors fait un toucher vaginal à la patiente. C'est un geste que l'on ne fait quasiment jamais juste après la sortie du bébé. Mais elle avait bien fait ! Elle a senti une deuxième poche des eaux : il y avait un deuxième bébé…

La position du bébé dans le ventre de sa maman ne permettait pas d'effectuer un accouchement par voie basse. Nous avons donc réalisé une césarienne en toute urgence et fait sortir un bébé encore plus petit de 580 grammes.

Les jumelles ont été aussitôt hospitalisées en service de réanimation néo-natale et miraculeusement sauvées. Elles avaient besoin d'une assistance respiratoire et de perfusions en raison de leur prématurité mais n'ont fait aucune autre complication.

La semaine suivant leur naissance, je changeais de stage pour aller en service de réanimation infantile. J'ai donc retrouvé ces petites. L'équipe, apprenant que j'avais participé à leur naissance, m'a confié la tâche de m'occuper de la plus petite pendant tout le mois que durerait mon stage. Ça a été un réel bonheur pour moi de soigner Caroline, « mon » minibébé, et de la voir les jours passant se battre comme une lionne et évoluer au mieux.

Je me souviens encore des moments où, pour changer le drap de sa couveuse, je devais la soulever avec le plus de précautions possible. Elle tenait dans ma main, mesurant une vingtaine de centimètres. À la fin du mois, j'ai quitté le service pour retourner en salle d'accouchement et terminer mes études. Jusqu'au diplôme, j'ai pris régulièrement des nouvelles de ces petites miraculées qui se portaient de mieux en mieux.

Je n'ai plus eu de nouvelles ensuite, jusqu'au jour où j'ai participé à un congrès de sages-femmes traitant, entre autres, de la thématique de la mort subite du nourrisson. Un des intervenants a alors évoqué le cas de jumelles nées dix-huit mois auparavant. Il a raconté les circonstances de leur naissance et les soins qu'elles avaient reçus. Cela ne faisait aucun doute, il parlait de « mes bébés ». Il a alors raconté que les deux petites filles avaient évolué d'une manière quasi miraculeuse. À cette époque les grands prématurés avaient très peu de chance de survie et encore moins de s'en sortir sans séquelles.

Au bout de trois ou quatre mois, elles étaient rentrées chez leur maman, ne présentant aucune séquelle et grandissant comme des champignons. Jusqu'au jour où un terrible drame s'est abattu sur la famille. La plus petite des jumelles, « ma » Caroline, est décédée à l'âge d'un an de mort subite.

J'ai quitté le congrès aussitôt. La peine que je ressentais était trop forte.

Si dans notre travail, la plupart du temps, ce n'est que du bonheur, il y a quelquefois des événements dramatiques auxquels il faut faire face. Mais on ne s'y habitue jamais.

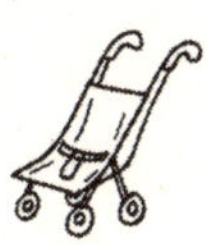

Pile ou face ?

Je travaillais à l'époque dans une petite clinique qui faisait moins de mille accouchements par an. Tous les services, salle d'accouchement, hospitalisation des mamans, prise en charge des grossesses à risque, se trouvaient au même étage. Étant la seule sage-femme sur place, je faisais régulièrement le tour du service pour voir toutes les patientes.

Un jour, je m'attardais auprès d'une patiente qui me paraissait très déprimée. La communication était difficile, elle semblait ne pas vouloir se confier. Elle était officiellement hospitalisée pour une menace d'accouchement prématuré mais cela n'était pas la seule raison. Son obstétricien m'expliqua que la patiente était hospitalisée dans le cadre d'un soutien psychologique. Depuis le début de sa grossesse, elle

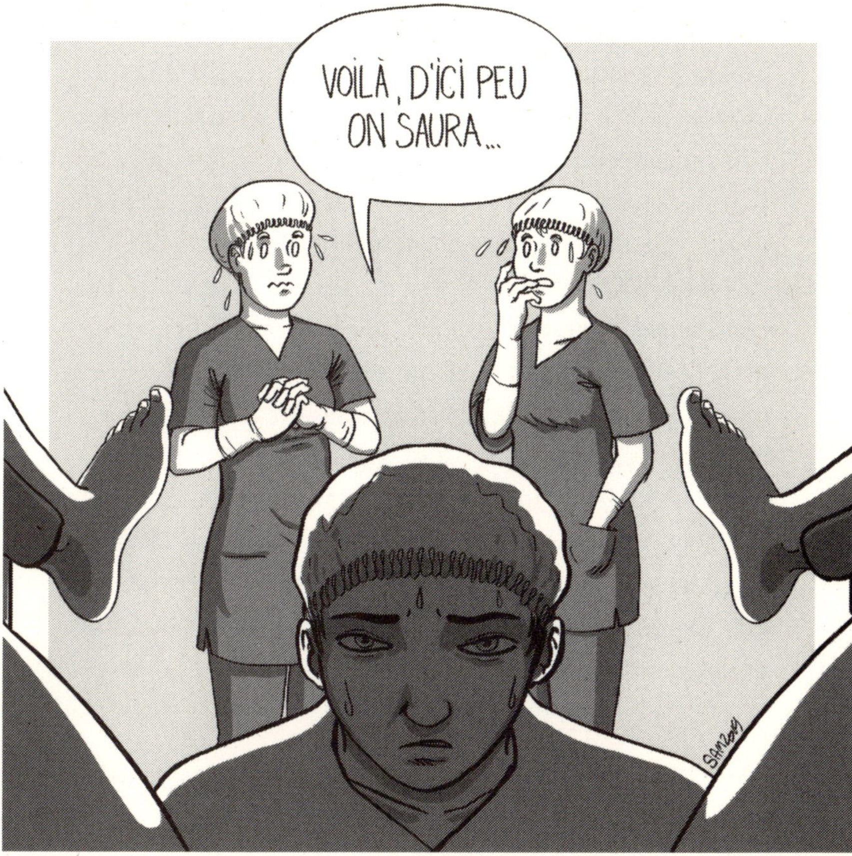
VOILÀ, D'ICI PEU ON SAURA...

vivait dans une terrible angoisse et avait toutes les peines du monde à trouver le sommeil et la paix.

Son problème était le suivant : elle avait eu un amant de couleur noire. Or son mari et elle étaient blancs. Et elle ignorait qui était le père ! Bien entendu, son mari n'était pas au courant de son infidélité. La pauvre femme vivait un enfer. Elle imaginait déjà le drame si son bébé naissait métis !

Nous n'étions que deux ou trois à être dans la confidence. Quand le jour de l'accouchement est arrivé, j'étais de garde et me suis occupée d'elle. J'ai fait tout mon possible pour la soutenir sans que son mari ne s'aperçoive de quoi que ce soit. Lorsque le petit bébé est né, tout le monde dans la salle retenait son souffle. Sa petite frimousse ne nous a pas laissés longtemps dans le doute. C'était le portrait craché de son mari. Voyant cela, la maman a éclaté en sanglots et nous a embrassés, ivre de joie.

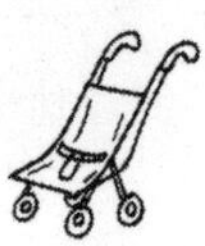

Les valises

La sonnette d'urgence retentit. Je vais ouvrir et me trouve face à une femme pliée en deux. Elle est accompagnée d'un homme qui porte des valises. Elle souffle bruyamment et m'explique avoir envie de pousser.

Sans attendre, je cours chercher un fauteuil roulant et la conduis rapidement dans une salle d'accouchement. J'aide la patiente à s'allonger sur la table, enfile un doigtier et l'examine aussitôt… Elle est à dilatation complète et on voit déjà les cheveux du bébé.

Branle-bas de combat. L'auxiliaire de puériculture pose un capteur sur le ventre pour écouter le bébé. J'ai juste le temps d'enfiler une paire de gants. En dix secondes le bébé est là.

Je le dépose sur sa maman et je me tourne alors vers l'homme livide, tétanisé, qui est resté au fond de la salle, serrant fermement les poignées des valises qu'il n'a toujours pas lâchées.

Je m'approche de lui, le félicite et lui dis doucement que tout va bien et qu'il peut s'approcher pour voir son bébé et embrasser sa femme.

D'une voix à peine audible, il me répond : « Mais moi, je suis juste le chauffeur de taxi ! »

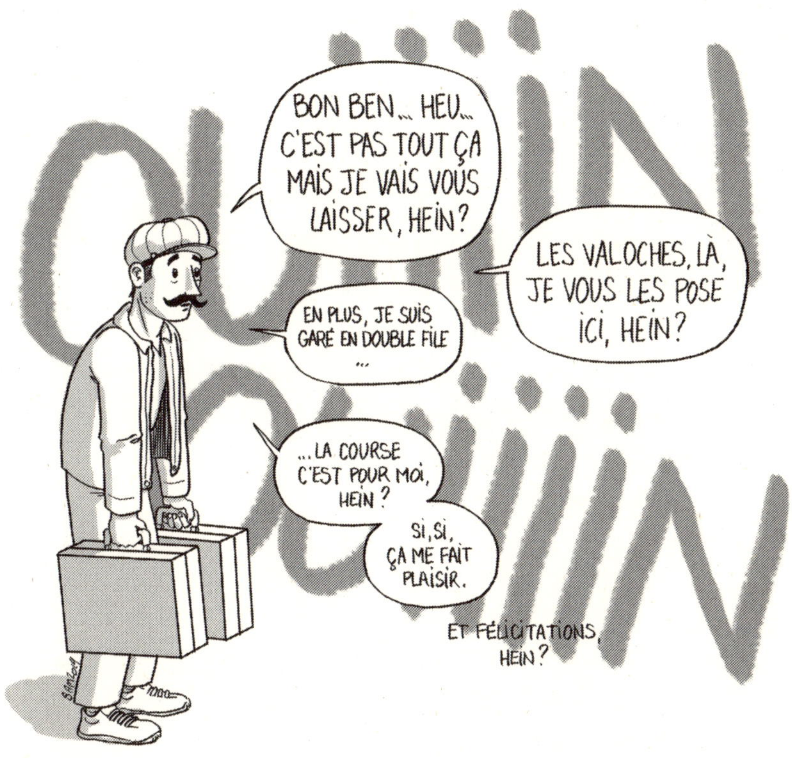
BON BEN... HEU... C'EST PAS TOUT ÇA MAIS JE VAIS VOUS LAISSER, HEIN ?
LES VALOCHES, LÀ, JE VOUS LES POSE ICI, HEIN ?
EN PLUS, JE SUIS GARÉ EN DOUBLE FILE ...
... LA COURSE C'EST POUR MOI, HEIN ?
SI, SI, ÇA ME FAIT PLAISIR.
ET FÉLICITATIONS, HEIN ?

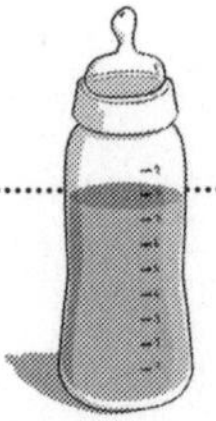

ON T'A SONNÉ !

Chaque salle et chaque chambre est équipée d'une sonnette intitulée : sonnette d'urgence. Cette notion d'urgence est toutefois très personnelle ! Quelques exemples d'appels « d'urgence » :

• Il est 5 h du matin. Une patiente, en pleine forme et qui rentrera chez elle le matin même :
« J'ai froid, vous pouvez remonter la couverture qui est à mes pieds ? »

• Dix personnes en visite dans la chambre :
« Il faudrait ramasser la capsule du biberon (jetable) qui est tombée sous le lit ! »

• Trois visiteurs dans la chambre :
« Vous pouvez mettre de l'eau dans mon vase ? Et pendant que vous y êtes, il faudrait couper la queue des fleurs ! »

• Une autre patiente :
« Je voudrais un vase ! » La sage-femme répond avec humour : « Combien vous me donnez ? » La patiente rétorque, contrariée : « Trois minutes ! »

Changement de programme !

Vers 10 h 30 ce matin-là, je passe dans la chambre d'une patiente dont la césarienne est prévue à midi. Je n'ai pas d'accouchement en cours et suis simplement venue dans le service pour aider ma collègue.

La patiente est aux toilettes. Je m'apprête donc à quitter la chambre pour revenir un peu plus tard. Mais juste avant de sortir, je lui demande à travers la porte, par acquit de conscience, si tout va bien. Elle me répond d'une toute petite voix par l'affirmative en me précisant quand même que le stress l'a clouée aux toilettes toute la matinée. Elle a très mal au ventre et aimerait bien un petit Spasfon pour calmer ses « intestins belliqueux ».

Même s'il s'agissait d'une césarienne programmée, rien n'empêche le travail de se mettre en route avant l'heure ou la date prévue. Je demande donc à la patiente de bien vouloir sortir des toilettes afin de mieux m'entretenir avec elle et de l'examiner pour m'assurer que tout va bien.

Elle sort en se tenant le ventre à deux mains. Son rythme respiratoire change alors, comme pour toute femme ayant des contractions. Je l'aide à s'allonger, pose les mains sur son ventre et sens en effet une forte contraction. Elle m'avoue avoir des douleurs toutes les quatre à cinq minutes depuis son réveil, donc depuis plus de quatre heures ! Mais elle me précise que cela ne peut pas être des contractions puisqu'elle doit avoir une césarienne…

Je l'examine malgré sa réticence et ne peux que constater qu'elle est à dilatation complète et que la tête de son bébé est très basse : l'accouchement est imminent.

Elle a eu une césarienne pour son premier enfant, qui se présentait par le siège sur un bassin étroit et une seconde intervention a été programmée pour son deuxième bébé car il est très haut. Elle n'a donc jamais eu de contractions de sa vie et n'a pas envisagé qu'elle en aurait ou qu'elle pourrait accoucher normalement…

Juriste de formation, cette femme a pourtant, a priori, un esprit on ne peut plus cartésien. Elle ne laisse jamais place au hasard, ni à l'improvisation. Aussi, quand je lui ai annoncé que j'allais l'emmener immédiatement en salle d'accouchement afin que son bébé naisse par voie basse et que la césarienne n'était plus d'actualité, a-t-elle poussé des hauts cris en m'affirmant que c'était tout simplement impossible : « La césarienne doit avoir lieu dans une heure, je peux attendre… De toute façon, je ne peux pas accoucher normalement car je n'ai pas suivi les cours de préparation à l'accouchement. Je ne sais donc pas pousser et il est trop tard pour apprendre. En plus, on m'attend au bloc, je ne peux pas faire faux bond à mon gynécologue ! »

Tout en l'écoutant, j'avertis ma collègue. On m'apporte un brancard sur lequel nous transférons la patiente récalcitrante.

Une fois installée sur la table d'accouchement, il faut faire preuve de beaucoup de diplomatie et de persuasion pour lui faire admettre que nous allons y arriver ensemble et que c'est la meilleure solution. Mais jusqu'au moment où l'envie de pousser a été irrépressible, elle ne me croyait pas vraiment… Je lui ai alors expliqué quoi faire. Elle m'a enfin écoutée et en trois poussées, elle a mis son bébé au monde.

Le stress passé, j'ai vu son visage se métamorphoser, avec des larmes plein les yeux. Elle nous a tous remerciés de lui avoir permis de connaître un moment aussi intense et de lui avoir prouvé qu'elle était capable d'accomplir un exploit auquel elle ne s'était nullement préparée.

Il faut savoir se faire confiance, nous avons tous en nous des ressources insoupçonnées.

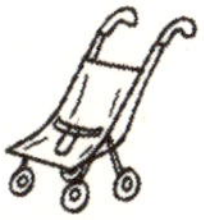

À tour de rôle

Il y a deux ou trois ans, je reçois en salle d'accouchement une jeune femme en plein travail. Après avoir été correctement installée, elle me demande si la personne qui l'accompagne peut entrer dans la salle et rester auprès d'elle. Elle semble vouloir m'en dire plus mais se retient.

Je pars donc chercher ladite amie. Pendant qu'elle enfile sa blouse et ses sur-chaussures, elle me confie qu'elle est plus qu'une amie pour ma patiente. Elle est sa compagne et vit avec elle. Je la remercie de sa confiance et l'accompagne auprès de sa bien-aimée.

En arrivant, elle la prévient qu'elle m'a mise au courant de leur relation en me précisant qu'elle sera la seconde maman de ce bébé. Elle préférait que les choses soient claires dès le départ. Ça tombe bien, moi aussi. Je ne m'implique pas de la même manière avec une

« simple » amie, qui pallie l'absence du conjoint, et une réelle compagne.

Le travail se déroule sans problème. Durant ces quelques heures, les jeunes femmes me confient que leur projet de vie est de porter à tour de rôle un enfant afin de vivre chacune la même expérience.

À l'arrivée de leur petite fille, c'est la même émotion qui les gagne. Et lorsqu'elles quittent la salle, elles me remercient chaleureusement et me donnent rendez-vous d'ici un an ou deux pour la naissance d'un petit frère ou d'une petite sœur.

Et elles tiennent parole ! Deux ans plus tard, nos chemins se sont recroisés. Un heureux hasard, d'autant plus que j'ai changé de service. Je ne suis plus alors en salle d'accouchement mais au bloc césarienne. J'accompagne les patientes durant l'intervention et les surveille ensuite pendant les deux heures réglementaires.

Ainsi, ce matin-là, je vois passer dans le « couloir des pères » une jolie brune dont le visage ne m'est pas inconnu. Elle me saute au cou en me rappelant que je l'avais accouchée deux ans auparavant et qu'aujourd'hui, comme prévu, c'est sa compagne qui va mettre leur enfant au monde.

Le bébé se présentant par le siège, il a été décidé d'une césarienne. Je rentre dans le bloc et reconnais aussitôt la seconde maman ! Elle aussi me reconnaît et, dans un grand sourire, me confie qu'à présent il ne peut rien lui arriver puisque leur sage-femme va s'occuper d'elles. Elles n'osaient pas en rêver...

Le hasard a en effet bien fait les choses. Je ne travaillais plus que deux jours par semaine et il a fallu que la césarienne soit programmée ce jour-là ! La semaine suivante, les deux jeunes femmes m'ont rendu visite avec leur petite fille de deux ans et ce nouveau petit bébé.

Des liens particuliers se tissent dans une salle d'accouchement. Ils demeurent précieusement ancrés dans nos souvenirs.

À tour de rôle

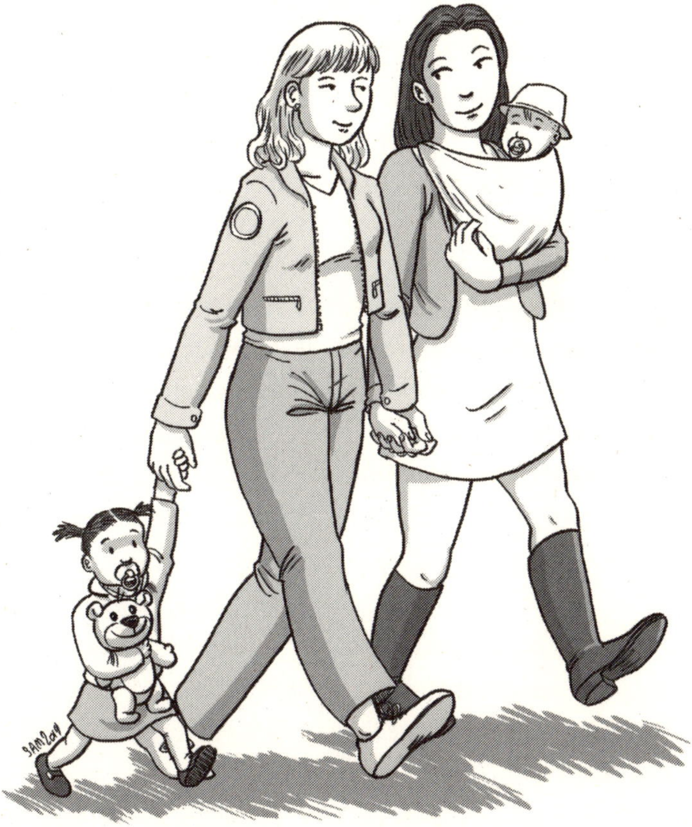

Malédiction

De nos jours, et particulièrement dans l'établissement qui m'emploie, la majorité des accouchements se fait sous péridurale. Mais cela n'a pas toujours été le cas.

À de rares exceptions près, les patientes qui accouchent sans péridurale l'ont soit choisi, soit sont obligées de pousser à peine arrivées à la maternité. Pas le temps de poser une péridurale dans ce type d'urgence ! Avant, accoucher sans péridurale n'était pas un choix. Il fallait supporter tant bien que mal cette douleur car il ne faut pas se leurrer : les contractions, ça fait très mal !

Certaines patientes ont la chance d'avoir un travail rapide, ce qui rend les choses plus supportables. D'autres ont suivi une préparation qui les aide ou ont un seuil de résistance à la douleur qui semble supérieur à la moyenne. Et puis il y a les autres. Celles qui subissent de violentes douleurs parce que le travail dure depuis longtemps, parce qu'elles ne sont pas prêtes, parce qu'elles ont peur, parce qu'il n'y a personne pour les soutenir…

Dans ces cas-là, les sages-femmes sont en première ligne ! Nous faisons alors tout notre possible pour alléger les souffrances, calmer les inquiétudes et le stress autant que faire se peut. Pour surmonter la douleur qui les submerge, certaines patientes « perdent les pédales » et s'en prennent à la première personne qu'elles ont en face d'elles.

Avant, les maris étaient aux premières loges, ce qui explique qu'ils étaient à l'époque fort peu nombreux à assister à l'accouchement : « C'est de ta faute si j'ai mal ! Tu ne m'y reprendras pas ! » Et ainsi de suite… Quand ils essayaient d'être prévenant, ils se faisaient envoyer sur les roses. De nos jours, la nouvelle cible de la future mère, c'est la sage-femme. La décence m'interdit ici de citer la majorité des noms d'oiseaux que l'on nous donne mais je peux vous dire que certains commence souvent par sa- et se terminent par -lope ou

-dique ! Sans commentaire... Bien sûr, nous pouvons difficilement leur en vouloir et c'est volontiers que nous leur pardonnons ces débordements langagiers.

La seule fois où mon cœur s'est arrêté de battre, c'est lorsqu'une patiente s'est dressée brusquement sur la table de travail et, en me regardant droit dans les yeux avec pratiquement la bave aux lèvres, a hurlé : « Je te maudis jusqu'à la dixième génération ! » On a beau avoir un certain recul et remettre les choses à leur place, je dois dire que je suis restée interdite et presque effrayée après une telle phrase. Une fois le bébé né, la jeune mère m'a regardée en me disant :

« Je ne sais plus très bien ce que je vous ai dit pendant l'accouchement mais je m'excuse, je sais que vous avez fait tout ce que vous avez pu pour m'aider. »

Je lui ai quand même demandé avant qu'elle ne parte s'il y avait des sorcières dans sa famille. Elle m'a affirmé, en rougissant, qu'elle n'en connaissait aucune. Voilà plus de deux décennies que ce sort a été jeté et jusqu'à présent, il n'a pas encore été efficace. Pourvu que ça dure !

Malédiction

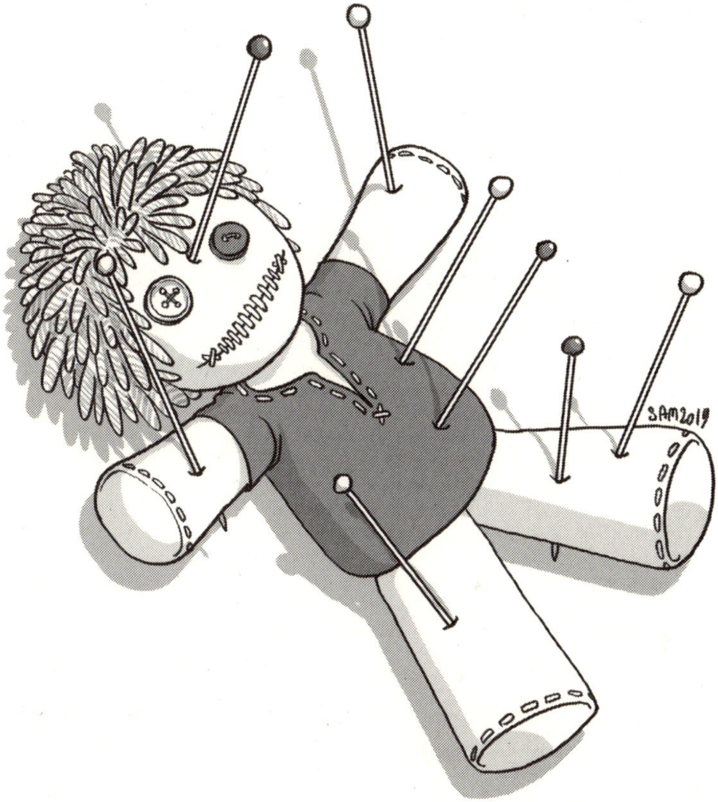

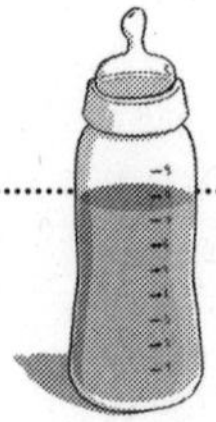

LAPSUS RÉVÉLATEUR ?

Une patiente a rendez-vous avec un anesthésiste qui s'appelle docteur Péry : « Bonjour, je viens voir le docteur Dural ! »

Hallucination

Quand une patiente ne bénéficie pas d'une péridurale, par choix ou parce que c'est trop tard, cela peut entraîner des complications qui nécessitent d'en venir à une anesthésie générale. Suivant la gravité du cas, ce sont des produits différents qui sont utilisés. Lorsque l'intervention prévue est de courte durée et peu « agressive », nous utilisons des anesthésiques légers qui se dissipent rapidement. Mais, comme tout médicament, certains ont des effets secondaires plus ou moins gênants.

Un accouchement venait d'avoir lieu, sans péridurale, et le placenta refusait de se décoller. Après un certain temps d'attente, il avait bien fallu aller le chercher. Le geste s'appelle « délivrance artificielle » et « révision utérine ». Il consiste à aller chercher le placenta dans l'utérus avec la main et à vérifier que l'intégralité dudit placenta a été récupérée. Ce geste n'a rien d'agréable pour les patientes et se pratique la majorité du temps sous anesthésie. Pour cela nous utilisions à l'époque un produit très efficace mais aux effets secondaires particuliers : la majorité des patientes avaient, en phase de réveil, des hallucinations avec une certaine levée de l'inhibition…

Avant de pratiquer cette « DA-RU », nous avions fait sortir le mari, qui n'aurait rien trouvé d'exaltant à assister à ce genre de chose. Tout se déroulait parfaitement bien. Je restai ensuite seule avec la patiente pour surveiller son réveil.

Pour éviter les hallucinations, il faut stimuler le moins possible la patiente et lui parler doucement. Je l'entendais murmurer et ne comprenais pas ce qu'elle disait. J'approchais mon oreille de sa bouche pour mieux l'entendre lorsqu'elle m'attrapa par le cou, me tira violemment contre elle et en me tenant fermement me cria : « Pierre, mon amour, je t'aime, embrasse-moi ! »

Je n'arrivais pas à lui faire lâcher prise. Au lieu de m'extirper par la force, j'essayais de lui parler le plus bas possible, comme à un enfant qui fait un cauchemar.

Même si c'était plutôt moi qui en faisais un… Autant vous dire que j'ai évité de justesse un baiser mémorable ! Elle avait fini par relâcher son étreinte et s'était rendormie. J'avais repris des distances raisonnables jusqu'à ce qu'elle reprenne ses esprits puis fait entrer son mari. J'étais ensuite allée terminer son dossier et c'est là que je m'étais aperçue que son mari ne s'appelait pas Pierre !

Depuis, je n'ai plus jamais fait rentrer un mari dont la femme avait bénéficié de cette drogue et n'était déjà pas pleinement réveillée. Je suis pour la paix des ménages...

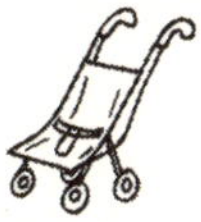

L'arroseur arrosé !

Le bébé venait de sortir. Il était dans les bras de sa maman. Il régnait dans la salle une ambiance détendue et heureuse. Les parents admiraient leur bébé et ne faisaient plus attention à nous.

J'étais aux côtés de la jeune maman lorsque l'obstétricienne, qui venait de faire l'accouchement, me prévient que le placenta est en train de se décoller. Je me penche légèrement par-dessus la jambe de la patiente pour voir si tout se passe bien.

Lorsque le placenta se décolle, il se forme une poche de sang à l'arrière de celui-ci. Normalement, ce sang, qui peut représenter une quantité de 200 ml environ, s'écoule dans un bac prévu à cet effet. Mais cette fois-ci,

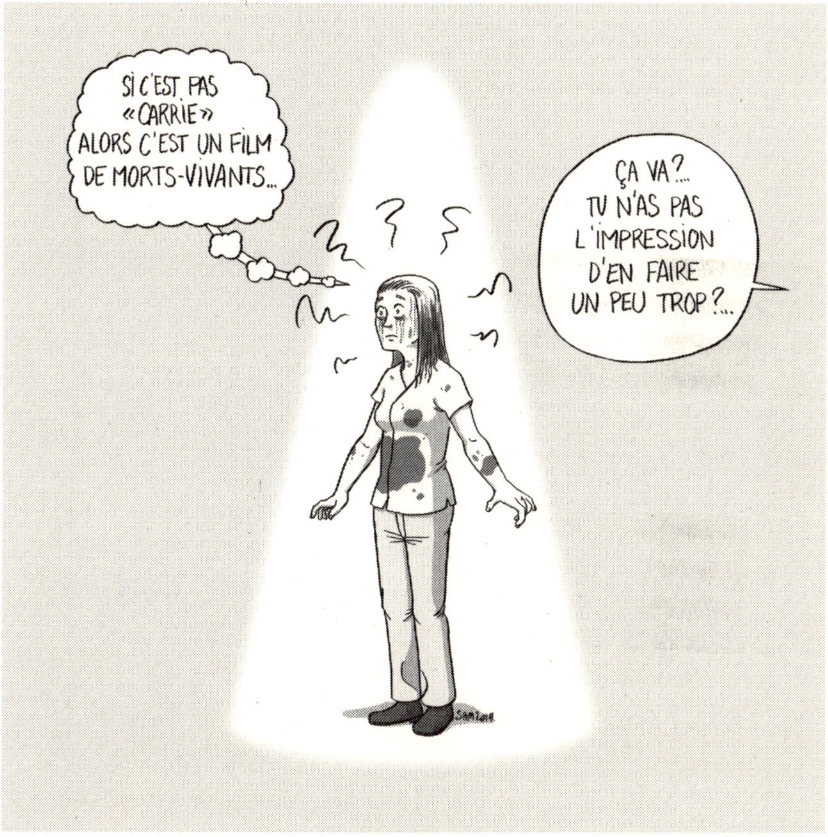
SI C'EST PAS «CARRIE» ALORS C'EST UN FILM DE MORTS-VIVANTS...
ÇA VA?... TU N'AS PAS L'IMPRESSION D'EN FAIRE UN PEU TROP?...

le placenta ne sortait qu'à demi. La médecin a alors appuyé sur le fond utérin pour faciliter son expulsion...

Horreur ! Le sang s'est mit à jaillir brusquement pile dans ma direction !!! Je n'ai même pas eu le temps de me reculer. Le sang est arrivé en une seconde au sommet de mon crâne. C'était comme si on m'avait renversé un seau sur la tête. Lorsque j'ai ouvert les yeux, je voyais la scène au travers d'un voile rouge, le sang gouttait et dégoulinait de mes cheveux sur mon visage et mes vêtements. J'ai alors aperçu les regards horrifiés de l'assistance. Je pense qu'ils se sont crus brutalement dans un remake du film *Carrie au bal du diable* !

J'ai quitté la salle aussi dignement que possible pour aller prendre une douche et changer de tenue. Bien sûr, la première chose que j'ai faite a été de me rincer les yeux abondamment au sérum physiologique, de désinfecter mes lentilles et de chausser mes lunettes, ce qui m'a permis d'apprécier l'étendue des dégâts !

Cette mésaventure a quand même eu du bon. J'y ai gagné une invitation au restaurant offerte par mon amie obstétricienne. On fait quand même un métier dangereux.

Jusqu'à la dernière goutte

Un des examens que nous pratiquons quelquefois sur les patientes s'appelle l'amnioscopie. Celui-ci sert à voir la couleur du liquide amniotique au travers des membranes de la poche des eaux lorsque le col est un peu ouvert. Cet examen sert notamment à vérifier que le bébé n'a pas émis prématurément son méconium, ses premières selles de couleur vert bouteille, dans le liquide amniotique.

L'examen consiste à introduire un tube en inox ou en plastique long d'environ 20 centimètres dans le col de la patiente puis de placer une petite lumière à l'extrémité du tube afin de pouvoir vérifier à l'œil nu la couleur du liquide amniotique au travers des membranes. La plupart d'entre nous pratique ce test en plaçant les pieds de la patiente dans les étriers et en retirant le bout de la table, comme pour un accouchement. L'examinateur reste alors debout entre les jambes de la patiente.

Une de mes collègues avait une autre façon de faire : elle n'enlevait pas le bout de la table et se mettait à plat ventre sur celle-ci pour regarder dans le tube. Jusqu'au jour où une affreuse mésaventure lui arriva…

Je l'assistais ce jour-là. Elle avait pratiquement terminé l'examen. Il ne lui restait plus que le tube à retirer. La patiente eut alors une forte contraction qui eut pour effet de rompre la membrane de la poche des eaux au niveau où était placé l'amnioscope et d'entraîner sa rupture. La pression avait alors éjecté le liquide amniotique en direction de ma collègue qui était à ce moment-là face au tube… Elle était en train de parler et le jet, arrivé subitement, avait atterri directement dans sa bouche sans qu'elle ne puisse l'esquiver, étant donné sa position sur la table d'examen !

Elle n'avait pas eu besoin de divulguer le résultat de l'examen : tout le monde pouvait se rendre compte que le liquide amniotique qu'elle venait de recracher en partie sur le sol était bien clair.

Je crois qu'elle n'a jamais plus pratiqué cet examen avec la même technique d'approche !

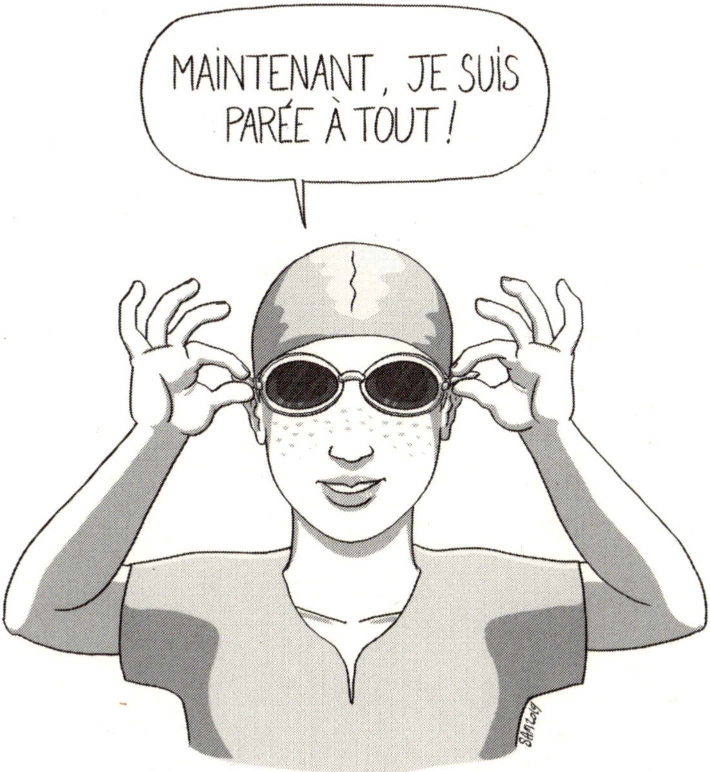

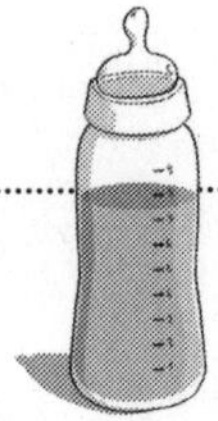

DRÔLE D'IDÉE !

Une femme enceinte, affolée :
« Mon bébé est en siège. C'est de la faute de la sage-femme ! Elle avait les ongles trop longs et quand elle m'a examinée, elle a fait mal au bébé alors il s'est retourné ! »

Plaisanterie douteuse

Ce jour-là, j'étais en salle avec un couple de femmes très sympathique. La future mère avait des contractions utérines depuis plusieurs heures et désirait une péridurale. Sa compagne s'était absentée quelques minutes, nous étions donc seules avec l'anesthésiste.

La patiente avait beaucoup de mal à se positionner, le dos bien arrondi, posture nécessaire à la pose de la péridurale. Malgré sa bonne volonté, rien n'y faisait. L'anesthésiste, qui était déjà de fort mauvaise humeur à son arrivée, commençait à perdre patience et la pauvre femme se faisait sans arrêt rabrouer pour son manque de coopération.

Je tentai donc de l'aider du mieux possible. Je montai sur un marchepied, pris la patiente dans mes bras et, en appuyant doucement sur ses épaules, l'amenai à adopter la bonne position malgré les fortes contractions qui ne cessaient de se succéder. Une fois la péridurale posée et les douleurs neutralisées, le stress était retombé et la patiente avait retrouvé son sourire et son humour.

Dans un clin d'œil complice, elle m'avait alors avoué que le meilleur souvenir qu'elle garderait de son accouchement serait sans aucun doute « les quelques minutes passées dans vos bras, la tête posée entre vos seins ! »

Plaisanterie douteuse ou irrépressible besoin maternel ?

La bonne copine...

Ma collègue, de vingt ans ma cadette, prend en charge une jeune femme d'à peine 25 ans, en début de travail. Cette patiente n'est pas accompagnée. Exceptionnellement, nous lui permettons de garder son téléphone portable à portée de main pour joindre son conjoint qui semble s'être évaporé dans la nature...

En milieu de matinée, mon amie sage-femme accourt vers moi, affolée : « Le conjoint de ma patiente vient d'arriver, il faut que tu viennes vite m'aider ! Je n'arrive pas à calmer le couple qui se livre à une très violente scène de ménage ! »

Hurlements et insultes fusent en effet à travers la porte de la salle d'accouchement, importunant toutes les autres patientes du service.

Lorsque je rentre dans la salle, je vois une femme, rouge de colère, essayant d'attraper un jeune homme livide qui reste prudemment hors de portée. Heureusement pour lui, sa compagne est sous péridurale et ne peut pas se lever. Il semble évident que sinon elle lui aurait déjà crevé les yeux.

Ma collègue n'était pas parvenue à calmer les choses, pas même à placer un mot. J'élève aussitôt la voix pour me faire entendre et obtenir un minimum de calme. Le fait que j'aie l'âge d'être leur mère a dû les impressionner : ils se taisent aussitôt. Je leur demande alors de rester calmes ou je me verrais dans l'obligation de mettre le mari à la porte.

La patiente en profite pour me dire que je pouvais le faire sortir à coup de pied aux fesses si je voulais, étant donné ce qu'il lui avait fait. Et, dans un flot continu de paroles, elle m'explique avoir reçu le matin même, alors qu'elle était déjà en salle d'accouchement, un appel de sa meilleure amie lui avouant avoir couché avec son mari !

Évidemment, le jeune homme se pose en victime, nie les faits et le ton recommence à monter. Je m'interpose à nouveau et exige du mari qu'il quitte la pièce. Une fois la porte fermée, je discute avec la patiente pour savoir ce qu'elle souhaite réellement faire : interdire l'accès de la salle à son mari ou lui permettre de rester. Après avoir pleuré pendant quelques minutes, elle me demande de le laisser assister à l'accouchement en me promettant de rester calme.

Je fais alors entrer le mari, leur conseillant de faire la paix au moins jusqu'à l'arrivée de leur bébé qui, lui, ne demande que d'être accueilli avec beaucoup d'amour. Ils me promettent que tout est rentré dans l'ordre et que nous ne les entendrons plus. Et ils ont tenu parole. Ma collègue a pu reprendre le service et suivre le travail qui s'est déroulé sans heurt.

Nous n'avons jamais connu la fin de l'histoire. Il y a fort à parier que ce couple n'a pas dû tenir longtemps. Sans parler de l'amitié entre les soi-disant deux meilleures amies...

Doudou

Quand je suis en salle de surveillance postcésarienne, je suis chargée de m'occuper des patientes à leur sortie du bloc mais aussi, lorsque cela est possible, de les rassurer ou de donner un coup de main à l'équipe tout en remplissant mon dossier informatique. Multitâches est un des maîtres-mots de notre profession.

Une patiente particulièrement stressée par l'intervention avait exigé que je sois présente dès son entrée au bloc. Je l'avais tenue dans mes bras pour la pose de la rachianesthésie. Les larmes aux yeux, elle était agrippée à ma blouse et tremblait de tous ses membres. Une fois les champs posés, j'étais restée à la tête de la table un petit moment. Puis, ayant d'autres tâches à effectuer, je m'étais éloignée.

Doudou

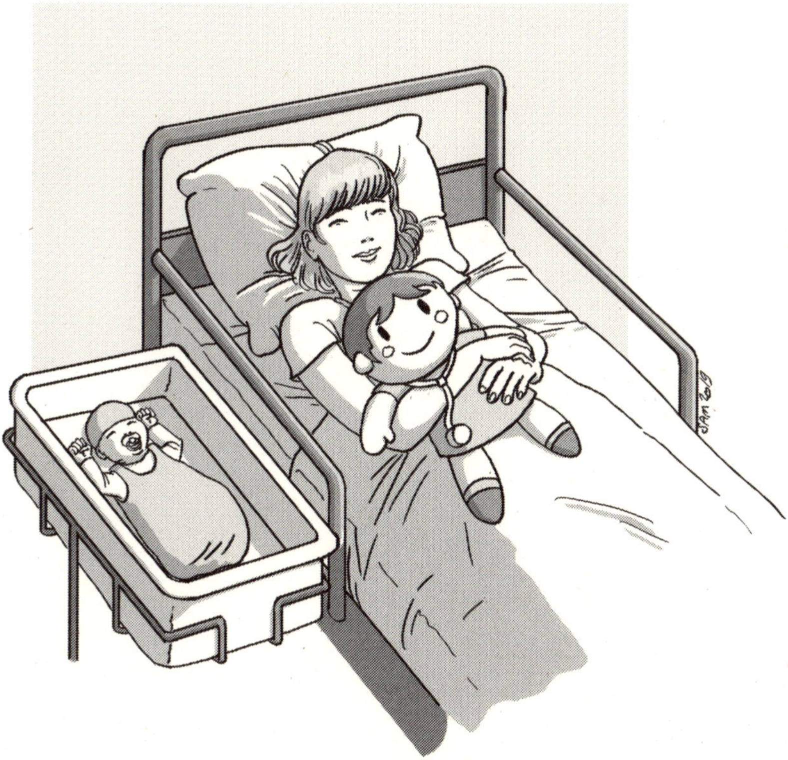

La patiente s'était aussitôt agitée en me suppliant de ne pas la quitter. « Restez avec moi, vous êtes mon "doudou vocal", dès que je ne vous vois plus, je panique ! »

Je lui avais donc tenu la main jusqu'à la fin de l'intervention en essuyant les plaisanteries de l'équipe de bloc. J'ai la réputation d'être bavarde, j'ai donc eu droit à des remarques du style : « Pour une fois que quelqu'un en redemande ! »

Ce genre de relation avec une patiente est très touchant. Ce sont des moments comme celui-là qui font que nous ne regrettons pas d'avoir choisi ce métier.

Boulets de canon

Certains bébés sont plus pressés que d'autres. Le travail peut durer des heures ou être très rapide. L'expulsion, mot peu poétique pour qualifier le temps nécessaire pour la sortie du bébé, peut durer plus d'une demi-heure ou seulement quelques secondes…

Plusieurs fois, nous avons été surpris par des bébés « boulets de canon ».

Les plus rapides sont en général les bébés dont les mamans ont déjà accouché à plusieurs reprises. À partir du troisième, généralement, la vitesse de descente du bébé dans le bassin de la mère est imprévisible. On peut examiner une patiente, constater que la tête est encore très haute, ce qui signifie que le bébé n'est pas encore prêt à descendre, et dans la minute qui suit, s'apercevoir que la maman a une envie brutale et irrépressible de pousser et vous propulse le bébé à la vitesse de la lumière…

Un jour, je rentre dans une salle d'accouchement pour demander un instrument à une collègue. Sa patiente est installée devant elle, les pieds dans les étriers, la table « cassée », c'est-à-dire que le bout de la table est enlevé pour l'accouchement. Ma collègue détourne le regard un dixième de seconde pour prendre l'objet en question qui se trouvait juste à ses côtés, et c'est ce moment-là que le bébé a choisi pour sortir ! En un instant très bref, j'ai vu un bébé qui n'était plus dans le ventre de sa mère et pas encore dans les mains de la sage-femme... La sage-femme a juste eu le temps de relever les yeux et d'attraper le bébé au vol, telle une gardienne de but, avant de le poser délicatement sur le ventre de sa maman.

Finalement, nous sommes aussi de grandes sportives !

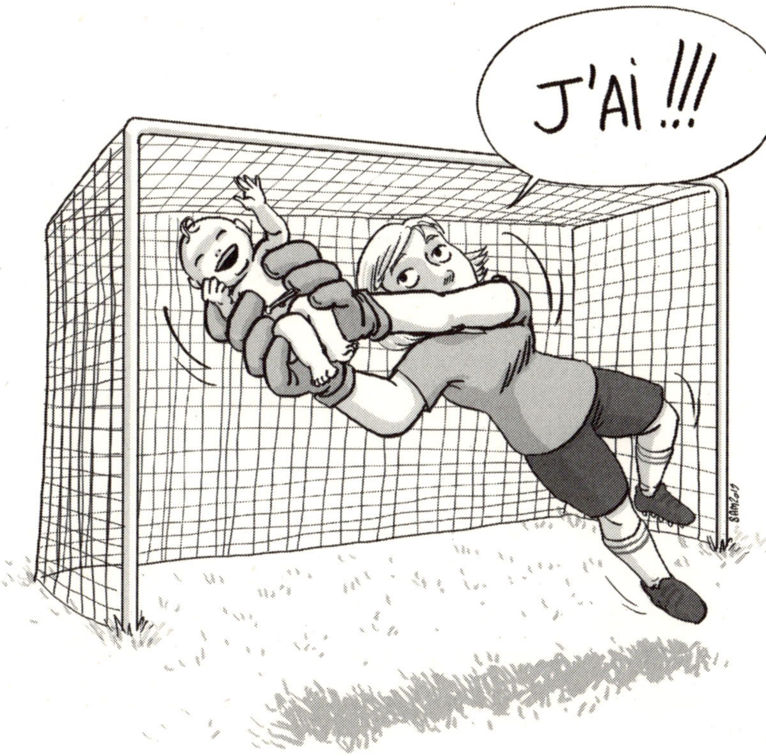
J'AI !!!

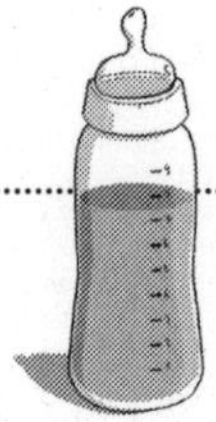

DIFFICILE À PORTER...

Madame Singe, qui porte le nom de son époux, accouche. Le gynécologue lui avoue la trouver très courageuse de porter un nom aussi difficile et lui demande si elle n'aurait pas préféré garder son nom de jeune fille ?
« Non, lui répondit-elle. Mon nom de jeune fille, c'est Guenon ! »

Quand l'alcool désinhibe...

Il est 21 heures. Les salles d'accouchement sont vides. La soirée commence tranquillement et nous nous préparons à dîner.

Les deux auxiliaires de puériculture arrivent affolées et me demandent de courir au troisième étage : un homme ivre veut partir avec un bébé !

Nous ne sommes que quatre femmes dans le personnel soignant de la maternité. Pas un seul homme pour nous aider…

Tout en montant quatre à quatre les marches des escaliers, elles m'expliquent que l'homme est le beau-frère d'une patiente qui a accouché la veille. Il est très agité et prétend être le père du bébé et avoir le droit de l'emmener.

Mes collègues sont terrorisées et n'osent pas dépasser le palier de l'étage. Elles me poussent en avant en disant : « Vas-y toi, tu as fait du karaté, tu pourras le maîtriser s'il ne t'écoute pas ! »

Je ne crois pas du tout pouvoir maîtriser physiquement un homme déterminé, mais il y a urgence… Je me rends dans la chambre en tenant à la main une longue aiguille : c'était la seule « arme » que j'avais trouvée...

Dans la pièce se trouvent deux hommes. L'un d'eux est visiblement très éméché. Au fond de son lit, la jeune mère, cramponnée à son bébé, est visiblement apeurée.

J'entre et, sous prétexte d'avoir entendu une dispute, demande innocemment ce qu'il se passe.

L'homme ivre se retourne en titubant et me dit d'une voix pâteuse qu'il veut emmener le bébé parce que c'est lui le père et non son frère. L'autre homme, présent dans la salle, est heureusement beaucoup plus calme. Il semble être un ami.

Ne souhaitant pas envenimer la situation de crainte que l'homme ne devienne violent, je lui explique calmement que la seule chose dont je sois sûre pour l'instant, c'est que la femme qui tient le bébé dans ses bras est sa mère. Je précise ensuite que je ne sais pas qui est le père et que je ne veux pas le savoir, avant d'ajouter qu'un bébé si petit a besoin prioritairement de sa mère, de soins spécifiques qu'il ne peut recevoir que dans un hôpital et que la mère et l'enfant resteront avec moi encore quelques jours, ce qui lui laissera le temps d'éclaircir la situation.

Il commence à râler mais, par chance, son ami prend ma défense et lui propose de le ramener chez lui pour cuver son ivresse. Il tente de le raisonner et lui explique qu'il serait incapable de s'occuper d'un bébé dans l'état où il est.

L'homme n'oppose plus de résistance et annonce qu'il va partir.

Je les accompagne mais préfère éviter de me trouver avec eux dans l'ascenseur. Je les pousse dans la cabine et regarde les portes se fermer.

Trois secondes plus tard, les portes s'ouvrent à nouveau et les deux hommes ressortent. Heureusement, j'étais restée devant la porte. Interloqués, ils me regardent en me disant que j'avais dû faire un sacré sprint pour avoir descendu les trois étages et être arrivée avant eux !

Ignorant si c'était une plaisanterie ou s'ils croyaient vraiment être descendus, je me suis décidée à prendre l'ascenseur avec eux et à les raccompagner jusqu'à la porte d'entrée afin de m'assurer que, cette fois-ci, ils étaient vraiment partis.

Ce n'est qu'en fermant le verrou de la porte d'entrée de la clinique que j'ai vu réapparaître mes collègues qui avaient préféré suivre toute l'affaire à une distance raisonnable.

Je n'ai jamais su qui était finalement le père du bébé. Mais je crains que cet épisode, même si son dénouement fut paisible, n'ait marqué le début de gros problèmes familiaux.

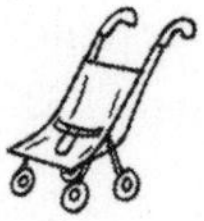

En kit… ou double !

Dans les services hospitaliers, le matériel n'est pas toujours de prime jeunesse. Tout le monde a déjà pu apercevoir, dans les hôpitaux, des meubles, lits ou autres fauteuils, totalement obsolètes qui ne tiennent encore debout que par miracle. À tel point qu'on se dit quelquefois avoir eu beaucoup de chance....

C'est la fin d'une après-midi particulièrement chargée. Une patiente de très forte corpulence doit être ramenée dans sa chambre en brancard car son état de santé ne lui permet pas de marcher. Elle a toutes les peines du monde à passer de son lit à l'antique brancard qui a été apporté et je dois demander de l'aide à une collègue pour la déplacer. Le lit ne se lève plus et présente une différence de niveau importante avec le brancard vétuste et très étroit.

La patiente parvient finalement à s'y installer. L'histoire aurait pu s'arrêter là. Mais à peine ai-je posé la main sur la poignée du brancard qu'il s'écroule avec la patiente dans un terrible fracas. Il s'était désintégré et il n'en restait plus qu'un amas de tubes éparpillés sur le carrelage.

Même MacGyver n'aurait pas pu le remonter ! J'ai préféré porter secours à la patiente qui se retrouvait, elle, en bien mauvaise posture ! Mais heureusement saine et sauve !

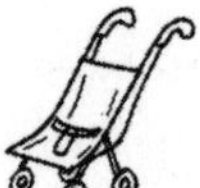

BRANK-ÅRH

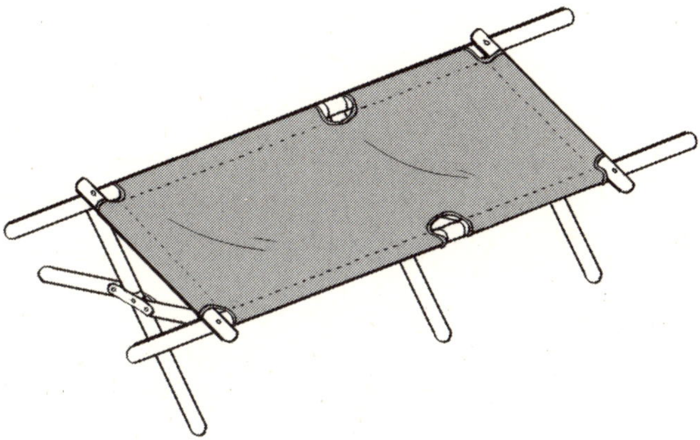

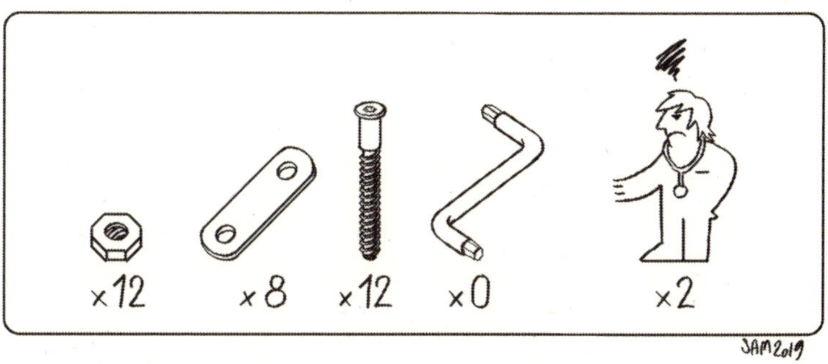

Inséparables

Il fut un temps lointain où les échographies relevaient plus de l'art divinatoire que de la pure précision…

En ce temps-là, une patiente, suivie à l'hôpital et enceinte de jumeaux, avait eu la possibilité de faire une échographie pour vérifier le bon déroulement de sa grossesse. Cet examen n'était pas encore obligatoire et peu de patientes pouvaient bénéficier de cette avancée technologique.

La première échographie a révélé une image douteuse, conduisant la patiente à être hospitalisée et soumise à l'examen autant de fois que cela était nécessaire. Les médecins voulaient pouvoir observer les bébés dans toutes les positions possibles, soupçonnant que ceux-ci étaient siamois.

Une fois le diagnostic attesté, les médecins ont essayé de voir le plus précisément possible par quelle partie du corps les bébés étaient joints.

Les différentes échographies ont alors révélé que les bébés avaient une partie du thorax en commun mais il était impossible d'être plus précis.

Lors du dernier mois de grossesse, une césarienne a été programmée et la prise en charge des bébés par un service de pointe était prévue en vue d'une éventuelle chirurgie séparatrice.

Ce jour-là, en raison de la gravité de l'événement, la quasi totalité du service était présente. Des siamois, je n'en ai moi-même vu qu'une seule fois dans ma déjà longue carrière.

Deux magnifiques petites filles sont venues au monde. Elles étaient face à face et se serraient dans les bras l'une de l'autre. Chacune entourant sa sœur de ses bras et de ses jambes.

On avait l'impression qu'elles se protégeaient mutuellement, comme pour empêcher tous ces gens autour d'elles de les séparer.

Elles ont été prises en charge immédiatement par l'équipe qui les attendait. On ignorait alors si elles pourraient au moins respirer seules. Il s'est malheureusement avéré qu'elles n'avaient qu'un cœur pour deux et que ce cœur difforme ne pouvait fonctionner correctement ni pour les deux, ni pour une seule ! Elles quittèrent ce monde quelques jours plus tard, dans les bras l'une de l'autre.

Le « Guinness » des mamans

Dans tous les domaines de la vie, il y a des idées reçues et notre profession n'échappe pas à cette règle.

Concernant par exemple la prise de poids pendant la grossesse, les vieilles idées ont encore la part belle : « Il faut manger pour deux ! Si tu ne manges pas assez, ton bébé va être trop petit ! »

Pourtant, à moins de vivre dans des contrées où les mamans ne mangent pas à leur faim, les bébés, chez nous, ne manquent de rien et la nature a même prévu de privilégier le bébé.

J'ai vu les extrêmes en termes de prises de poids, avec parfois de sacrées surprises à l'arrivée. La prise de poids la plus impressionnante que j'aie vue était de plus de 38 kg chez une patiente d'1,55 m. Elle a pourtant accouché près du terme d'un petit bébé de 2,4 kg. La montagne avait accouché d'une souris !

À l'autre extrême, j'ai vu une patiente qui souffrait d'anorexie. Elle n'avait même pas pris 3 kg et a pourtant mis au monde une petite fille de 3,5 kg.

Alors, Mesdames, évitez simplement les sucreries et les sodas. Mangez équilibré et vous retrouverez votre silhouette de jeune fille en deux coups de cuillère à pot.

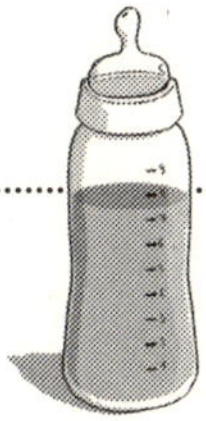

POUPINEL

La stérilisation des instruments se fait depuis de nombreuses années dans un service spécialisé avec des normes très strictes à respecter. Autrefois, nous avions dans le service une sorte d'armoire appelée « poupinel », qui produisait une chaleur sèche et dans laquelle on plaçait nos boîtes pendant un temps donné. C'était le personnel de salle qui s'en occupait. Son utilisation a connu plusieurs détournements.

• • •

• • •

• Le four étant tombé en panne un soir de réveillon. Nos escargots ont fait un tour de poupinel pour être à parfaite température !

• Une de nos accoucheuses, qui ne gardait que ses sous-vêtements sous son sarrau de travail, utilisait de temps à autre les services du poupinel. Au cours des accouchements, lorsque les projections étaient assez importantes au point de traverser sa blouse et mouiller son soutien-gorge, l'accoucheuse partait ensuite laver sa lingerie et la plaçait dans le poupinel qui lui servait alors de sèche-linge !

Heureusement que nous étions les seules à l'ouvrir...

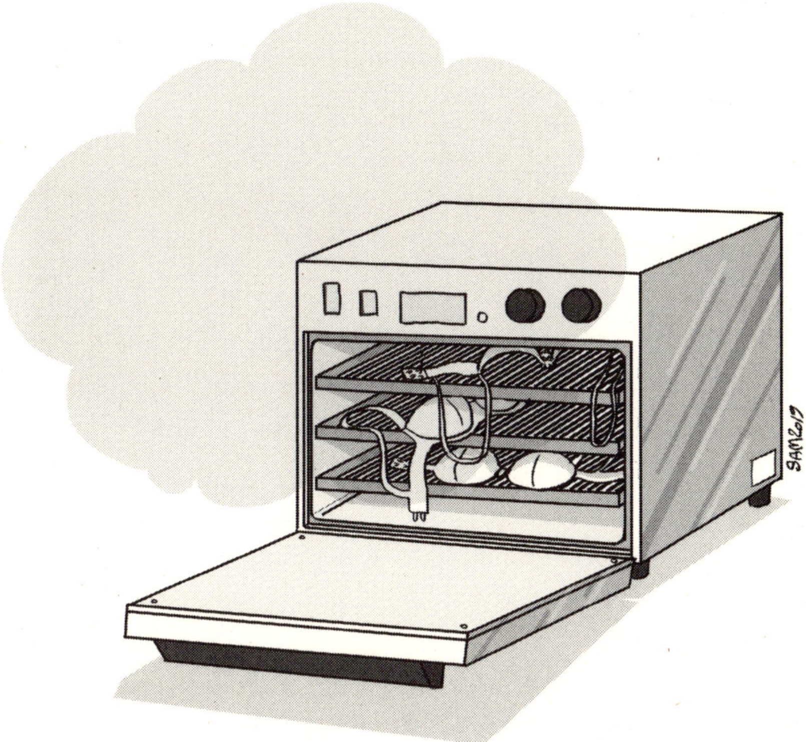

Gants de toilette

Une jeune femme vient d'accoucher sans péridurale, après de longues et difficiles heures de travail. Tout est terminé, le bébé se repose tranquillement dans son lit. Épuisée, la maman s'endort. Elle a été accompagnée et soutenue pendant cette épreuve par son arrière-grand-mère, une très vieille dame encore pleine d'allant.

Je quitte la pièce après m'être assurée que tout va bien et dis à la grand-mère de ne pas hésiter à m'appeler si la maman a le moindre besoin. Environ un quart d'heure plus tard, je retourne dans la chambre où règne toujours un calme olympien. Personne n'a bougé, sauf le bébé qui n'est plus dans son lit mais dans les bras de son arrière-grand-mère. Je m'approche alors pour voir s'il va bien et reste stupéfaite : le bébé est couché en travers des genoux de la vieille dame et tète un sein tout flétri et raplapla qui lui pend dans la bouche !

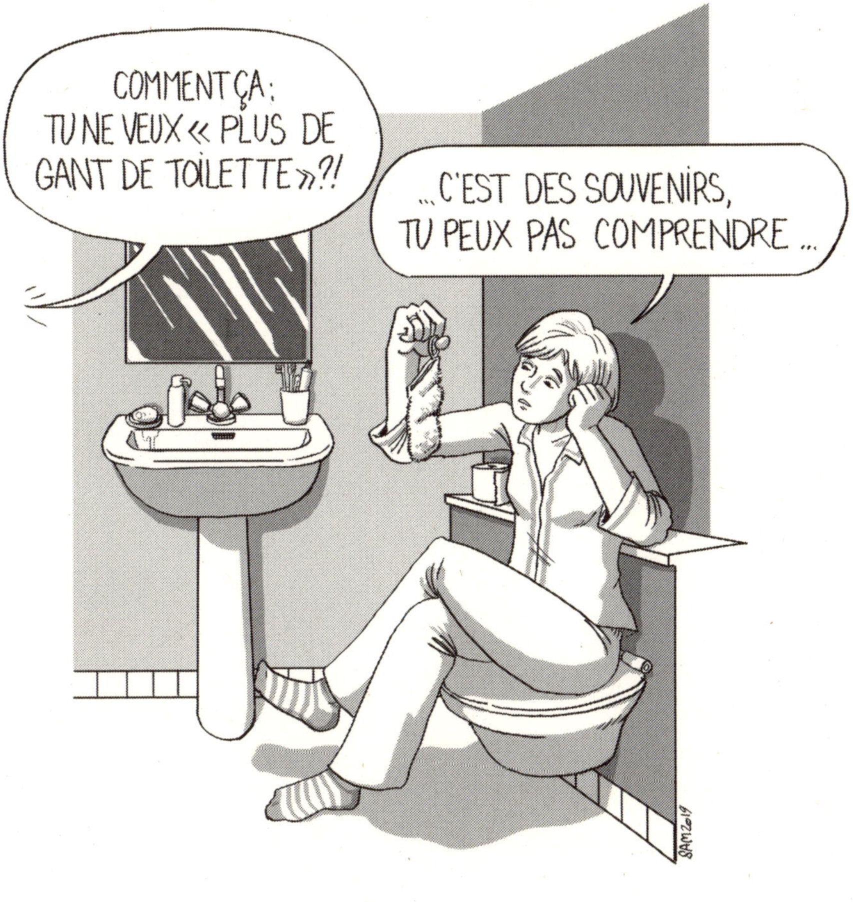
COMMENT ÇA :
TU NE VEUX « PLUS DE GANT DE TOILETTE » ?!
... C'EST DES SOUVENIRS, TU PEUX PAS COMPRENDRE ...
SAMZ019

Je demande alors à la vieille dame : « Mais que faites-vous ? »

Elle me répond à voix basse : « Il pleurait, sa maman est fatiguée. Elle doit dormir ! » Puis, elle ajoute dans un grand sourire édenté : « Il s'est calmé, vous voyez… »

Je n'ai rien su répondre alors je suis sortie. Cette vision du bébé tétant les seins en gants de toilette de son arrière-grand-mère me hante encore !

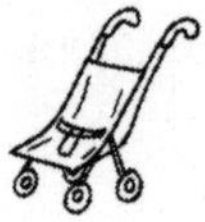

Champagne !

De nos jours, la majorité des pères assiste à la naissance de leur enfant. Certains par choix, d'autres sous la pression sociale et la culpabilité latente : « Quoi ?! Tu ne vas pas y assister !? »

Quelles que soient leurs motivations, les pères qui décident d'être présents à l'accouchement restent rarement indifférents aux émotions qu'un tel événement engendre.

Lorsque les choses se précisent, je préviens les papas que l'émotion peut être forte et leur décris les différents symptômes de l'évanouissement : sueurs, étourdissement, coup de chaud, voile devant les yeux, et leur conseille dans ces cas-là de s'asseoir, de préférence directement sur le sol pour éviter de se blesser.

Beaucoup acceptent de bon gré ces conseils, mais certains, plus machistes, se montrent récalcitrants : « Moi ! Tomber dans les pommes ? J'en ai vu d'autres !!! Je ne suis pas une femmelette ! »

Et pourtant…

Un de ces jeunes futurs pères regardait la pose de péridurale et semblait de moins en moins à l'aise. Je le surveillais du coin de l'œil.

« Je vous trouve un peu pâle, vous devriez vous asseoir, lui dis-je.

— Ça va très bien. Je ne suis jamais tombé dans les pommes, ce n'est pas aujourd'hui que je vais commencer ! Si ça arrive, je vous paye une bouteille de champagne !

— O.K., topez là ! »

On se serre la main et il va s'appuyer contre le mur voisin.

Quelques minutes plus tard, il passe du blanc au vert et je le vois glisser lentement le long du mur, la sueur perlant de son front.

Je me précipite, l'aide à s'allonger et il perd connaissance. Je lui place les jambes en l'air sur une chaise et pose sa tête sur mes genoux après lui avoir arrosé le visage à l'eau froide.

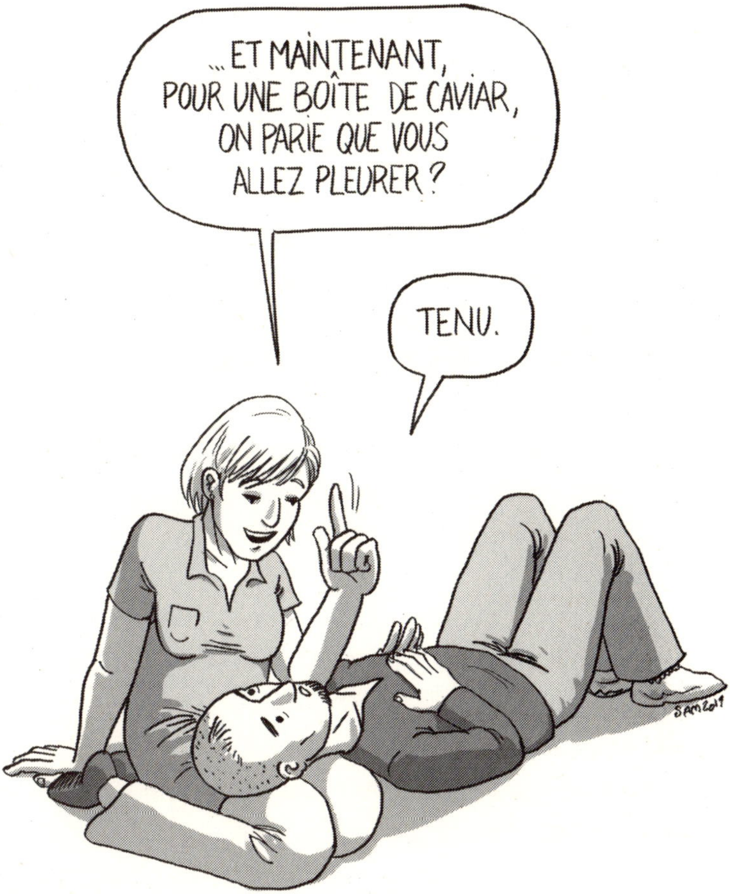
... ET MAINTENANT, POUR UNE BOÎTE DE CAVIAR, ON PARIE QUE VOUS ALLEZ PLEURER ?
TENU.
SAM 2019

Il reprend conscience au bout de quelques secondes, ouvre les yeux et me voit penchée sur lui. Il me demande, l'air étonné.

« Qu'est ce que je fais par terre ?

— J'ai gagné mon pari !

— Je suis tombé dans les pommes ?

— Je ne vois pas pour quelle autre raison vous seriez couché par terre, la tête sur mes genoux ! »

Il se relève doucement, s'assoit un moment, avale le sucre que je lui ai donné et me remercie. Sa femme le regarde d'un air goguenard.

« Ça t'apprendra à jouer les machos ! »

Une heure à peine après la naissance du bébé, le mari qui s'était absenté quelques minutes, m'appelle et me remet solennellement une bouteille de champagne en me disant : « Je sais être bon joueur. Merci pour tout… »

Les avantages en nature peuvent être parfois très intéressants !

Carottes râpées ?

La patiente avait accouché depuis environ deux heures. Je la préparais pour remonter dans sa chambre : toilette, perfusions...

Au moment de se lever pour passer sur le fauteuil roulant, elle me dit qu'elle ne se sent pas très bien et m'annonce qu'elle ne pourra pas quitter la salle avant d'avoir mangé quelque chose.

Pendant tout le travail, elle et son mari avaient été obsédés par l'idée de manger. Il ne s'était pas passé une heure sans qu'ils ne me parlent de nourriture : « Pas étonnant que ma femme soit faible, elle n'a pas mangé depuis ce matin ! »

J'avais beau leur expliquer que les perfusions lui apportaient tout ce dont son corps avait besoin et qu'elle aurait l'énergie nécessaire pour accoucher, ils n'en démordaient pas.

Les relations avec ce couple pendant tout l'accouchement avaient été particulièrement difficiles ; j'avais eu l'impression de parler à des murs. J'en avais assez de discuter et n'avais qu'une hâte, qu'ils quittent enfin la salle d'accouchement. Je leur ai donc apporté un plateau-repas restant du service de midi car le goûter proposé « ne suffirait pas » selon ce monsieur.

La patiente a à peine grignoté et son mari s'est chargé de manger le reste du plateau, soit la quasi totalité… En revenant dans la salle d'accouchement, je l'ai trouvé debout en train d'avaler les carottes râpées et tournant ostensiblement le dos à son bébé.

Puisant dans ce qu'il me restait de patience, je lui ai alors proposé de se déplacer afin que sa femme puisse voir le bébé qui était dans le berceau. Le bébé criait très fort pendant que son père s'empiffrait en lui tournant le dos. Il me regarde alors d'un air hautain et me dit : « Je lui tourne le dos pour ne pas lui faire envie ! C'est depuis qu'il m'a vu manger les carottes qu'il pleure ! »

Tout ce que j'espère c'est qu'ils n'ont pas débuté l'alimentation solide du bébé par des carottes râpées !

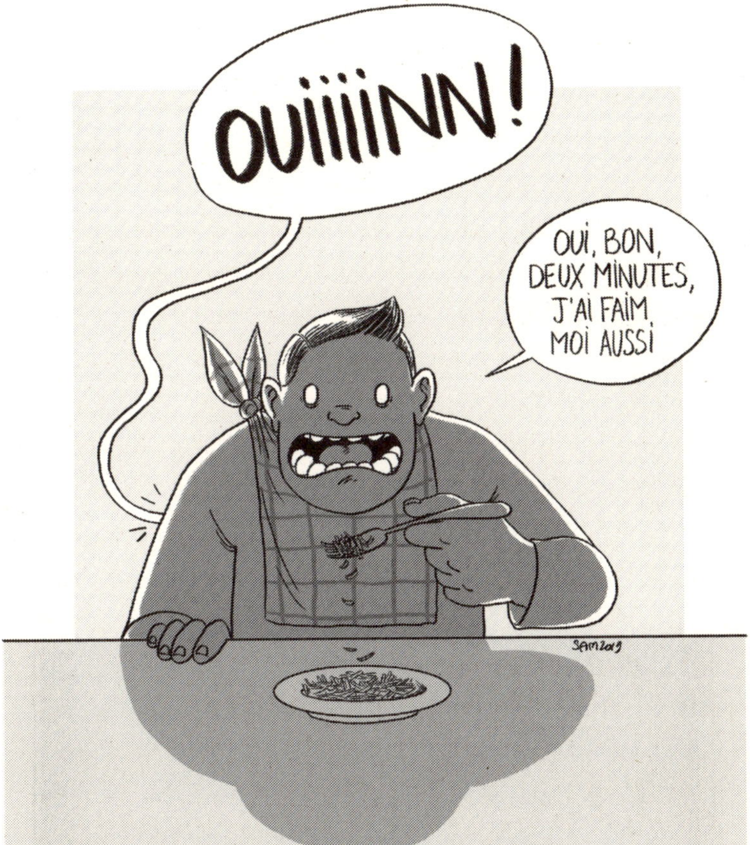
OUIIIINN !
OUI, BON, DEUX MINUTES, J'AI FAIM MOI AUSSI
SAM2019

La pesée

Une des grandes préoccupations des nouveaux parents est l'alimentation de leur enfant. Dès les premiers instants de vie du tout-petit, la question rituelle est : « Quand est-ce qu'il va manger ? » Et dès qu'il pleure : « Il a faim ? »

La relation à la nourriture semble souvent problématique, ce qui est étonnant car nous ne vivons pas dans une société où l'on meurt de faim.

Certaines mères préfèrent ne pas allaiter car cela les stresse trop. Difficile en effet, quand on donne le sein, de savoir la quantité de lait prise par le bébé.

Pour certaines femmes, malgré toutes les explications sur l'allaitement et le fait que la courbe de poids ascendante est le signe que tout va bien, le stress persiste. Pour rassurer certaines patientes, et aussi, dans certains cas, pour nous rassurer nous aussi, on demande souvent au début à peser le bébé avant et après chaque tétée.

Comment la chose avait-elle été présentée à la patiente que j'ai rencontrée ce jour-là en pouponnière, je l'ignore, mais en entrant dans la pièce où se trouvait le pèse-bébé, j'aperçois une femme de dos, près de la balance, dans une position qui semblait très inconfortable. Elle était penchée en avant, le haut du corps tourné légèrement de côté, se dévissant le cou pour essayer de lire les chiffres indiqués par la balance.

Je m'approche doucement et reste bouche bée : dans la nacelle destinée à recevoir le bébé pour la pesée, elle avait posé un sein, certes volumineux, mais qui n'avait rien à faire là !

En me voyant, elle sursaute, le sein s'échappe de la balance et elle tente de lui faire rejoindre son jumeau dans le soutien-gorge d'allaitement.

Elle m'explique alors qu'elle ne faisait qu'appliquer les consignes données par le pédiatre, peser avant et après la tétée, mais qu'elle en bave !

C'est dans ces moments-là que l'on se rend compte que ce qui nous paraît évident doit être expliqué le plus simplement et le plus clairement possible. Les jeunes accouchées sont souvent fragiles et beaucoup de choses peuvent leur paraître insurmontables ou obscures.

Une autre femme m'avait un jour envoyé un message concernant l'allaitement qui demandait littéralement : « Quand est-ce qu'on me perce les seins pour que le lait sorte ? »

Ne jamais croire que tout coule de source !

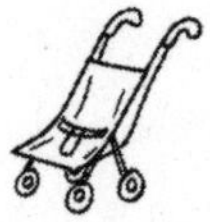

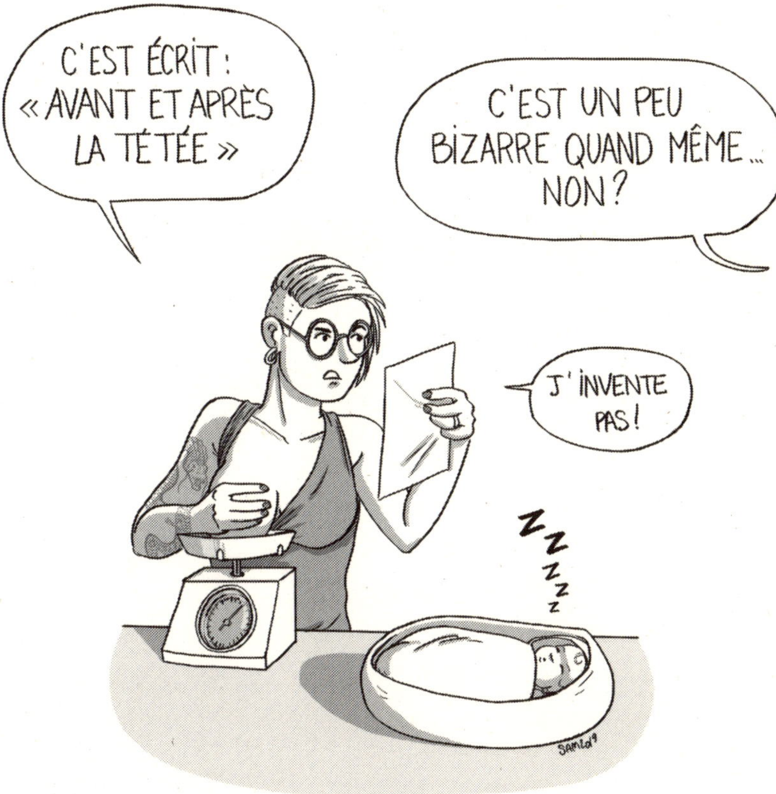
C'EST ÉCRIT : « AVANT ET APRÈS LA TÉTÉE »
C'EST UN PEU BIZARRE QUAND MÊME... NON ?
J'INVENTE PAS !
ZZZZZ

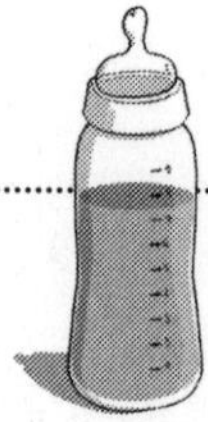

LAPSUS RÉVÉLATEUR ?

Une femme enceinte vient nous consulter :
« Bonjour, je viens vous voir parce que j'ai des spermatozoïdes - au lieu de « hémorroïdes » - qui m'empêchent de m'asseoir.
— Je pense que vous les avez eus il y a quelques mois déjà… » lui a-t-on répondu !

Histoires de famille

J'étais depuis plusieurs semaines en service pathologie, le service de surveillance des grossesses à risque.

Une jeune femme de 25 ans était chez nous depuis quelques jours. Elle était hospitalisée pour menace d'accouchement prématuré, alitée et mise sous perfusion pour empêcher les contractions. Elle était alors à sept mois de grossesse.

Un dimanche après-midi, je passe dans sa chambre pour voir si tout va bien. Elle recevait la visite d'un couple d'une cinquantaine d'années qu'elle me présente comme étant ses parents. Près du lit se trouve un couffin dans lequel dort un bébé de trois mois environ.

Je sais qu'il faut toujours réfléchir avant de parler, mais, à ce moment-là, je n'ai pas réfléchi et leur ai demandé : « C'est votre petit-fils ou votre petite-fille ? »

La mère de la jeune femme rougit brutalement et ma patiente me dit : « Je vous présente mon petit frère surprise ! »

Elle me raconte que sa maman, n'ayant pas eu ses règles depuis deux ou trois mois – quoi de plus naturel à 50 ans – était allée voir son médecin pour confirmer ce qu'elle pensait être le début de sa ménopause et éventuellement envisager un traitement. Elle connaissait son médecin depuis trente ans et ce fut bien la cause du problème. Ils ont discuté de tout, de rien, et sans l'examiner il lui a déclaré : « C'est la ménopause, ta mère l'a eue au même âge ! »

Elle ne s'est donc pas inquiétée lorsqu'elle a pris du poids, puisqu'il est bien connu que l'on prend du ventre à la ménopause. En revanche, elle s'est inquiétée lorsqu'elle a ressenti de violentes douleurs abdominales survenant à intervalles réguliers. Elle s'est rendue aux urgences et une radio a montré la surprenante présence d'un bébé estimé à 36-37 semaines ! Quelques heures plus tard, un petit bébé aux yeux bleus de 3 kg pointait le bout de son nez ! L'oncle et le neveu n'allaient donc avoir que cinq mois d'écart !

La nature est joueuse, il faut toujours se méfier !

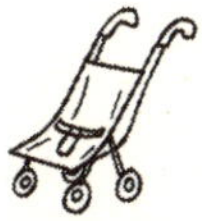

Le roi Dagobert

Les personnes accompagnant les femmes en salle d'accouchement doivent obligatoirement porter des protections sur leurs vêtements pour éviter d'apporter trop de germes de l'extérieur.

Ce sont les chaussures qui apportent le plus de cochonneries. Impossible de faire la liste exhaustive de toutes les saletés transportées par les semelles. Aussi, pour limiter les dégâts, demande-t-on aux personnes qui entrent dans le service d'enfiler des surchaussures.

L'arrivée en salle est souvent source de stress et de désorientation pour les futurs pères. Un jour, pendant que nous préparions une patiente en salle

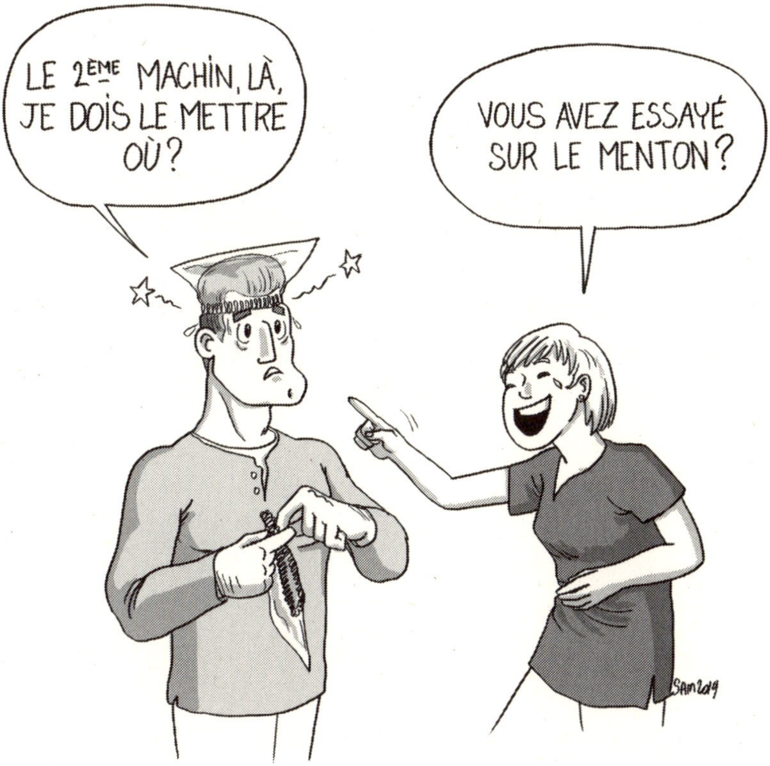
LE 2ÈME MACHIN, LÀ, JE DOIS LE METTRE OÙ ?
VOUS AVEZ ESSAYÉ SUR LE MENTON ?
SAM 2019

d'accouchement, nous avions laissé comme d'habitude le mari seul dans le couloir le temps qu'il enfile tous ces déguisements. Quelques minutes plus tard, je le vis entrer équipé de sa blouse et d'un élément imprévu…

Son visage était congestionné et suant, son front étrangement marqué et comme fripé. Il m'expliqua qu'il avait eu le plus grand mal à enfiler le chapeau…

Je l'avais félicité d'avoir respecté les consignes d'asepsie du service tout en lui précisant que peu de ses « confrères » avaient réussi jusqu'à présent à se coiffer d'une sur-chaussure !

Famille, je vous aime

Contrairement à ce que nous pouvons voir dans certains films, la salle d'accouchement n'est absolument pas un salon dans lequel peut se retrouver toute la famille. Pour éviter les problèmes de contamination, nous n'acceptons la présence que d'une seule personne aux côtés de la patiente.

C'est généralement le conjoint qui assiste à l'accouchement, mais pour diverses raisons ce peut être également la mère, la belle-mère, une amie...

Un jour, une jeune femme arrive en compagnie de sa mère. Le travail a commencé. Je l'installe en salle et lui demande si sa mère reste avec elle. Elle me répond par l'affirmative sans plus de détails.

Arrive quelque temps après un jeune homme qui se présente comme le père du futur bébé et souhaite assister à la naissance.

Je me rends alors dans la salle de naissance et demande à la jeune femme qui elle souhaite avoir auprès d'elle, sachant qu'il sera impossible d'alterner en cours d'accouchement.

C'est la mère qui répond à la place de la jeune femme, comme elle le faisait d'ailleurs depuis leur arrivée. Elle me dit que « ce mec » (sic) n'a rien à faire là, qu'il n'est pas le bienvenu et qu'il doit s'en aller. La jeune femme acquiesce, les yeux baissés.

Je sors donc de la salle pour signifier au jeune homme la décision de sa compagne sans me rendre compte que je suis suivie par la belle-mère.

Je n'ai pas le temps de m'adresser au jeune homme qu'elle commence à l'agresser. Tout en l'insultant grossièrement, elle lui saute dessus et le gifle de toutes ses forces. L'homme réagit en l'attrapant par le col et commence à la secouer comme un prunier en hurlant.

Pas d'autre choix que d'essayer de m'interposer pour séparer les deux adversaires accrochés l'un à l'autre. Je suis obligée de crier fort pour me faire entendre. Mes collègues, alertés par le bruit, arrivent alors en renfort et nous parvenons enfin à calmer les esprits.

Les deux personnes sont en larmes. Je les envoie chacun dans une salle de consultation et les force à prendre un calmant. Le silence revenu, je retourne enfin auprès de la patiente. Elle m'avoue s'être disputée récemment avec son petit ami, avoir une mère dominatrice et préfère la présence de son papa auprès d'elle. Nous arrivons à faire entendre raison à la future grand-mère qui finit par rentrer chez elle.

Les naissances ne se déroulent malheureusement pas toutes dans une atmosphère familiale heureuse et détendue !

Falsification...

Le plus souvent, les patientes en consultation sont aimables et confiantes. Mais ce n'est pas toujours le cas. Le stress et l'angoisse y sont pour beaucoup, ce qui est compréhensible.

Parfois, heureusement c'est plus rare, nous avons affaire à des patientes véritablement hautaines et agressives. Il devient alors plus difficile de calmer le jeu.

Une de mes collègues a été confrontée à ce genre de personne en consultation. Malgré tous les efforts déployés pour s'entendre avec elle, elle n'a pas pu éviter le conflit. La future mère avait refusé d'écouter les conseils qui lui étaient prodigués, avait débranché seule et sans autorisation l'appareil qui enregistrait son bébé et exigé de récupérer son dossier pour partir sur-le-champ.

Falsification...

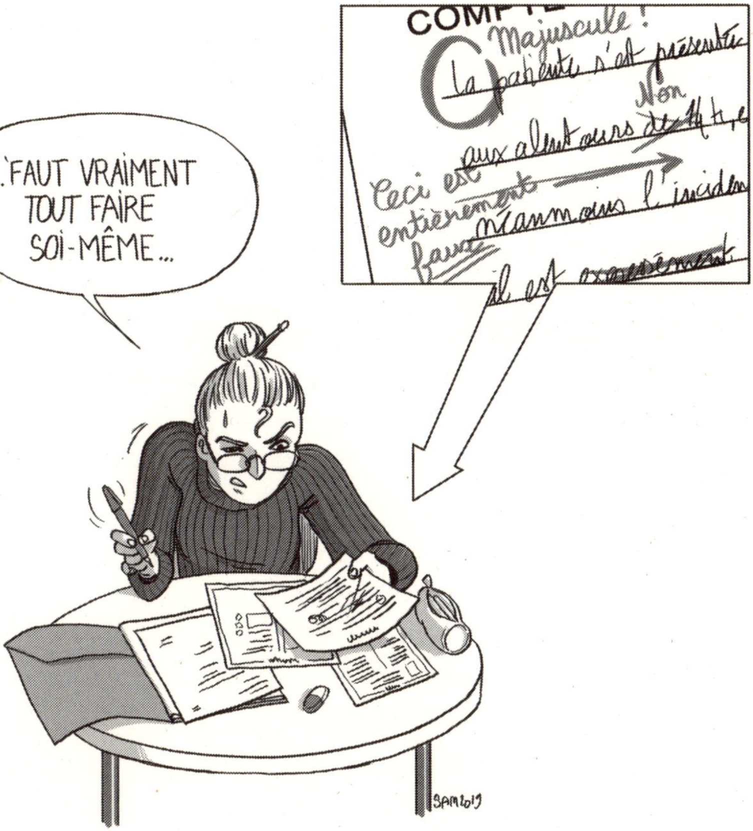
...'FAUT VRAIMENT TOUT FAIRE SOI-MÊME...
Majuscule !
Non
Ceci est entièrement faux
SAM2019

Ma collègue avait mentionné cet incident dans le dossier de la patiente ainsi que le comportement qu'elle avait adopté. Elle lui avait rendu son dossier et la patiente était rentrée chez elle.

Lorsque la patiente était revenue quelque temps après pour accoucher, la sage-femme qui la recevait et qui avait récupéré son dossier constata avec surprise que la dernière page avait été découpée. La patiente finit par avouer que c'était elle qui avait découpé le dernier compte rendu de consultation de la sage-femme qu'elle avait vue auparavant parce qu'il la présentait sous un mauvais jour ! Elle avait gardé les morceaux découpés et accepta finalement de les rendre afin qu'ils soient recollés dans le dossier. Elle y avait inscrit quantité d'annotations étonnantes du type « pas vrai », « garce », « je fais ce que je veux », au stylo rouge et dans la marge, comme à l'école !

Son métier ? Professeure !

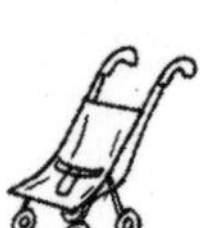

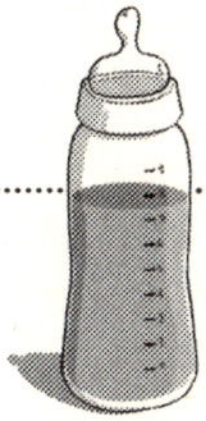

DRÔLE D'IDÉE !

Enceinte de trois mois, une patiente a senti un « craquement » dans son ventre :
« J'ai cassé un os de mon bébé ! »

Hommage...

Le choix du prénom est un vaste sujet. Difficile de se mettre d'accord : on est deux à choisir, voire plus quand les aînés donnent leur avis. Et quand les parents hésitent entre deux prénoms, il n'est pas rare que l'on nous demande notre avis. Mission délicate car l'attribution d'un nom doit rester un choix personnel, même s'il est parfois difficile de ne pas afficher sa préférence. Nous nous efforçons toutefois de rester le plus neutre possible.

Dans l'un des établissements où j'ai exercé, un de nos obstétriciens, particulièrement bel homme et sympathique, remportait tous les suffrages. La quarantaine, les tempes grisonnantes, il ne laissait presque aucune femme indifférente. Ses patientes, en particulier, avaient quasiment toutes le béguin pour lui. Est-ce le hasard si le prénom de cet homme arrivait en tête de liste des prénoms donnés aux petits garçons de son service ?

Santé !

La patiente était d'origine turque. Son bébé était né à peine deux jours auparavant. Elle souhaitait allaiter mais sa montée laiteuse n'était pas encore arrivée. Elle se produit généralement aux alentours du troisième jour suivant la naissance.

Son bébé, un solide gaillard de plus de 4 kg, commençait sérieusement à avoir faim et le manifestait par des cris puissants.

La politique de l'établissement en matière d'allaitement ne laissait pas la place aux compléments par biberons de lait artificiel. Il n'y avait donc plus qu'à espérer que la montée de lait ne tarde plus…

Par le plus grand des hasards cette patiente était ma voisine de palier. Connaissant très peu notre langue, elle n'essayait de communiquer qu'avec moi.

Le matin du troisième jour, je passe la voir dans sa chambre et je trouve son bébé paisiblement endormi dans son petit lit. Je lui montre ses seins et lui fais comprendre que je pense que le lait est monté. J'applaudis pour montrer ma satisfaction. Elle me regarde alors avec un grand sourire, secoue énergiquement la tête pour me dire non et me montre les restes de son plateau de petit déjeuner. Le sachet de café soluble est vide ainsi que la tasse contenant son lait. Elle me montre alors un biberon vide, sans doute rapporté de chez elle par son mari, dans le fond duquel restent quelques traces de café au lait. Je ne peux que comprendre ce qu'elle a fait et préviens les puéricultrices du service afin qu'elles surveillent d'éventuels vomissements ou d'autres complications. Inquiétude inutile. Le lendemain, l'enfant avait repris du poids et passé une nuit de rêve.

Il est rentré chez lui deux jours plus tard en ayant largement dépassé son poids de naissance. Exemple à ne pas suivre bien entendu, mais il ne faut pas oublier que les mères ont un instinct très fort et que certaines ont une culture différente de la nôtre.

À méditer…

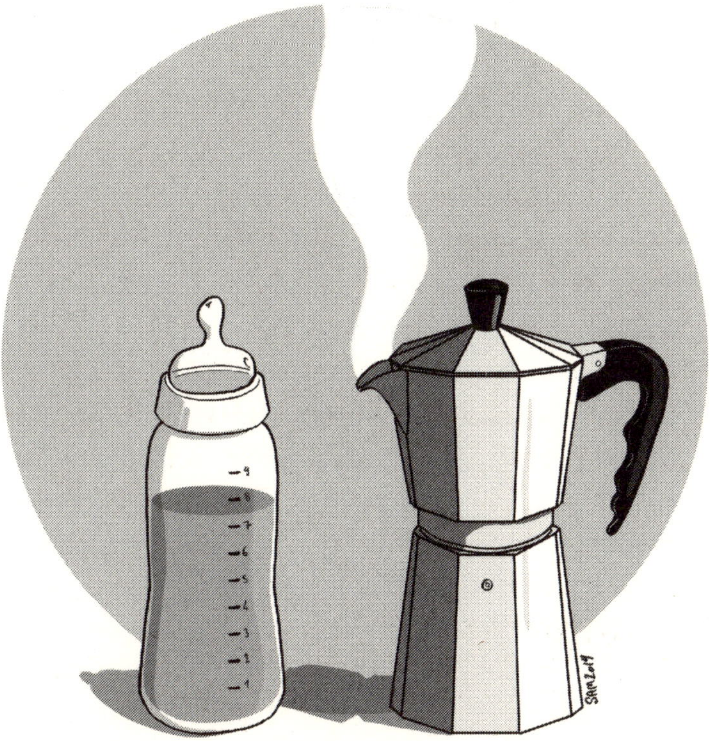

Mastoc

Le poids d'un nouveau-né peut être extrêmement variable et se situer dans une très large fourchette. Il dépend du terme ou encore du sexe de l'enfant, les filles étant généralement plus petites que les garçons.

Dans une même fratrie, le poids des enfants va souvent en augmentant jusqu'au troisième enfant puis diminue à partir du quatrième. Ce sont des statistiques qui ne demandent qu'à être contredites…

La patiente qui se trouvait sur la table ce jour-là attendait son douzième enfant. Elle était d'un gabarit très imposant et il était difficile d'estimer si elle allait avoir un bébé plus gros que la moyenne. Comme elle avait accouché onze fois normalement, je ne m'inquiétais pas trop pour cette nouvelle naissance.

Le travail avait duré quelques heures. Le bébé restait obstinément très haut, ce qui n'a rien d'exceptionnel quand l'utérus a déjà contenu de nombreux enfants. Ce dernier est plus vaste et le bébé descend brutalement quand il l'a décidé.

La patiente m'appela car elle avait soudain envie de pousser. À peine avais-je eu le temps de l'installer dans les étriers, que je vis apparaître une mèche de cheveux. Je commençais à diriger la tête du bébé pour éviter une déchirure, mais étrangement et malgré le fait qu'elle avançait régulièrement, je n'en voyais pas la fin. Je n'avais jamais vu une tête si longue et si grosse et j'appréhendais le moment du dégagement des épaules. En effet, quand les bébés sont gros, les épaules peuvent rester bloquées juste au-dessus du bassin. Aucune inquiétude toutefois, car en une poussée le bébé était sorti, ses deux épaules de face, ce qui est rare car elles sortent d'habitude l'une après l'autre, et je m'étais retrouvée avec un nouveau-né de la taille d'un enfant de 4-5 mois dans les bras. Tout le monde attendait la pesée avec impatience. L'enfant faisait 5,48 kg !

De toutes mes naissances par voie basse, ce bébé est mon record. Je ne pense pas le battre de sitôt !

Comme deux gouttes d'eau

Quand on travaille depuis de nombreuses années dans le même établissement, on voit souvent revenir les patientes pour la naissance de leurs bébés suivants. J'ai la mémoire des visages mais moins des circonstances et des dates.

Ce matin-là arrive une patiente dont je reconnais le visage. Une fois qu'elle est bien installée, je fais alors entrer son conjoint que je crois reconnaître également. Je me mets donc à discuter avec le couple pour me remémorer les circonstances du précédent accouchement, demandant au conjoint s'il est plus détendu que la dernière fois. Je décèle chez lui une certaine gêne. Sa femme répond à sa place. Elle m'explique que je fais erreur, que deux ans auparavant, ce n'était pas le même père ! Mais avant que je lui présente mes excuses, elle me dit en riant que c'est normal que je me sois trompée, elle s'était remariée avec le frère jumeau de son ex-mari !

Il était en effet aussi laid que son frère dans mes souvenirs !

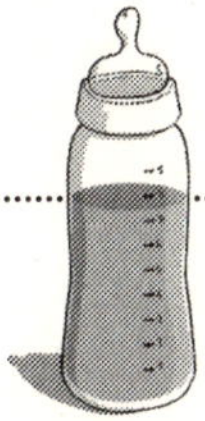

DIFFICILE À PORTER...

Mme Renault veut appeler sa fille... Zoé ou Mégane.

Tenue de choc

Quelle que soit l'intervention, il est désormais obligatoire pour le personnel soignant de porter une tenue de bloc composée de : un « pyjama de bloc », une tunique et un pantalon fermés par un lien coulissant qu'il faut nouer, un calot, un masque, un sarrau – longue blouse à grandes manches se croisant dans le dos – et une paire ou deux de gants stériles ; le tout en non-tissé jetable.

C'était le grand patron qui œuvrait ce jour-là. Or, la relation avec le « grand chef » dans un service est souvent particulière. Le personnel le traite avec beaucoup de révérence, il est le roi du monde, parfois même un tantinet caractériel.

La césarienne est en cours quand j'aperçois, au-dessus du masque, les yeux du patron se tourner vers moi avec une petite lueur coquine. Un simple regard de sa part suffisait à vous faire monter l'adrénaline en flèche ! Mon cerveau cesse donc logiquement de fonctionner. Je commence à paniquer, me dis que j'ai dû faire la bêtise du siècle et que je vais être foudroyée sur place.

Il me demande alors de l'aider car son pantalon de bloc vient de tomber. Il ne peut le remonter seul car il doit rester stérile. Tous les regards, et ils étaient nombreux, se sont alors tournés vers moi. Ce moment m'a paru durer une éternité.

Dans un état d'intense confusion (je n'avais qu'une vingtaine d'années) je me suis donc résolue à m'accroupir à ses pieds, attraper le pantalon, le remonter sous le sarrau et, en entourant par l'arrière la taille du médecin, refaire la boucle qui devait le maintenir en place. Mes doigts tremblaient et j'étais terrorisée à l'idée d'effleurer accidentellement une certaine partie de son anatomie.

On a beau côtoyer des corps à moitié nus toute la journée sans s'en émouvoir, tout reste une question de contexte. Certains rapprochements peuvent provoquer des sentiments plus troublants.

Comme chez lui...

Les patientes hospitalisées pour surveillance de grossesse passent souvent un long séjour dans nos murs. Elles ont en général des chambres seules où le mari peut rester s'il le souhaite.

Je faisais le tour du service pour les soins. Comme d'habitude, je frappe et entre sans attendre forcément de réponse. Je me trouve alors « nez à nez » avec un homme nu comme un ver !

Il sortait de la douche en tenue d'Adam, ayant oublié qu'il se trouvait dans une chambre d'hôpital dont la porte peut s'ouvrir à tout instant, le plus souvent sur une personne de sexe féminin.

J'ai refermé la porte aussitôt et ne suis repassée qu'une heure plus tard, lui laissant largement le temps de se rendre présentable.

Comme chez lui...

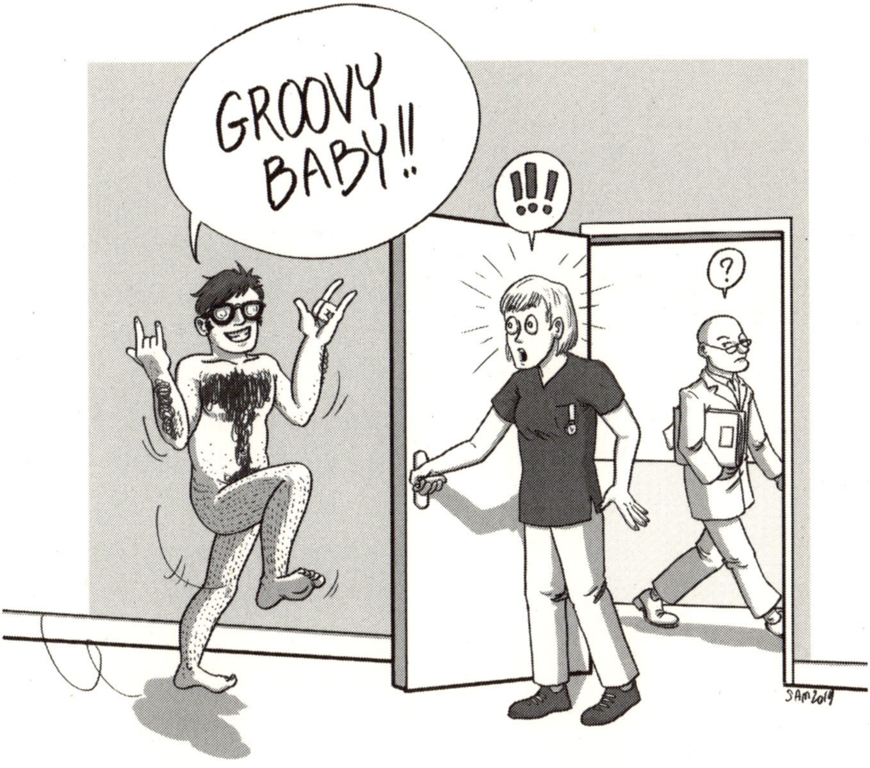

Dur d'oreille

La pose de la péridurale d'une patiente est en cours. L'anesthésiste, en tournant la tête, se retrouve subitement avec son masque sur les yeux.

Je suis déjà habillée en tenue stérile et demande donc à une élève nouvellement arrivée dans le service de replacer correctement le masque sur le nez de l'anesthésiste. Elle passe derrière lui, déplace le lien supérieur du masque et au moment où elle commence à le nouer, voit l'oreille du praticien… lui tomber sur les pieds !

Elle a blêmi et n'a eu que le temps de s'asseoir par terre avant de tomber dans les pommes quelques secondes.

Nous avons omis de lui préciser que le médecin avait une oreille artificielle.

Dur d'oreille

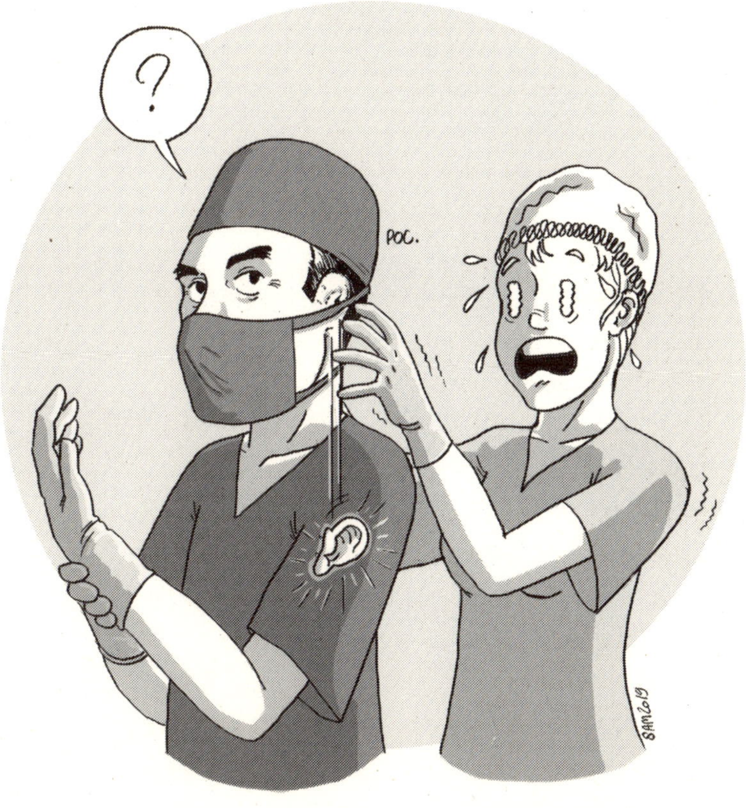

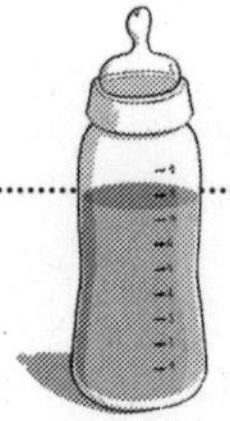

DRÔLE D'IDÉE !

Une patiente qui a accouché avec l'aide d'une ventouse :
« On m'a accouchée à la soupape »...

Crise d'appendicite

J'ai trouvé le moyen de faire une crise d'appendicite pendant une garde de nuit où j'étais la seule sage-femme.

Dès mon arrivée, je me suis mise à vomir sans cesse, si bien que mes collègues auxiliaires ont appelé l'anesthésiste de garde. Il m'injecte un cocktail de sa fabrication en me certifiant que d'ici trente minutes, je serai ressuscitée !

Mes amies m'apportent un thé bien chaud pour me réconforter. Trente minutes plus tard, l'anesthésiste revient, persuadé que je vais beaucoup mieux. Il n'a pas le temps de finir sa phrase que je lui projette le thé que j'avais tant apprécié sur sa jolie blouse immaculée !

Il décide alors de prendre les choses en mains. Je suis seule, je ne peux visiblement pas assurer ma garde. Il demande la liste de toutes mes collègues pour les appeler afin de me remplacer au pied levé.

Je me sentais déjà mal mais ça ne s'est pas arrangé lorsque j'ai entendu le médecin dire à une jeune sage-femme qu'il avait enfin réussi à joindre : « Il faut absolument venir tout de suite, Sylvie est à l'article de la mort ! »

Pas très rassurant venant d'un réanimateur…

Une collègue m'a donc remplacée ce dimanche soir. Non seulement elle a eu trois accouchements dans la nuit mais en plus, elle devait s'occuper de moi qui continuais de vomir tous les quarts d'heure, allongée dans une salle d'accouchement.

Sur le coup des 4 heures du matin, j'ai entendu un mari dire à ma collègue : « Dites donc, elle ne va vraiment pas bien la dame de la salle 3 ! »

Le lendemain matin je passais en salle d'opération. Crise d'appendicite… L'avantage de travailler dans un hôpital, c'est de pouvoir choisir son équipe quand on a besoin d'être soigné. Et j'ai eu beaucoup de chance, car le chirurgien qui m'a opérée ce jour-là est mon compagnon depuis plus de quinze ans !

La première chose qu'il a vue de moi fut mon appendice !

Sans scrupules

Quand vous êtes une jeune, et même moins jeune, sage-femme, comme dans beaucoup d'autres métiers, vous pouvez vous faire draguer de manière assez récurrente et avec plus ou moins de style et de classe. Malgré l'aplomb dont je fais généralement preuve dans mon travail, une expérience de ce genre m'avait mise particulièrement mal à l'aise.

J'étais en train d'examiner une patiente en lui effectuant un toucher vaginal lorsque je remarque que son mari, qui était auprès d'elle à la tête du lit, me regarde d'un air étrange. Je n'y prête d'abord pas attention, mais devant l'insistance de son regard, je lève les yeux et reste stupéfaite : il me fait un clin d'œil !

Bien évidemment, sa femme ne voit rien étant donné qu'il est dans son dos. Lui, visiblement excité par la situation, réitère plusieurs fois son petit jeu.

Si la patiente n'avait pas été là, je lui aurais volontiers collé mon poing dans la figure ! Mais j'ai été obligée de feindre l'indifférence jusqu'à leur sortie de salle. Une fois partis, j'ai plaint la jeune maman de tout mon cœur.

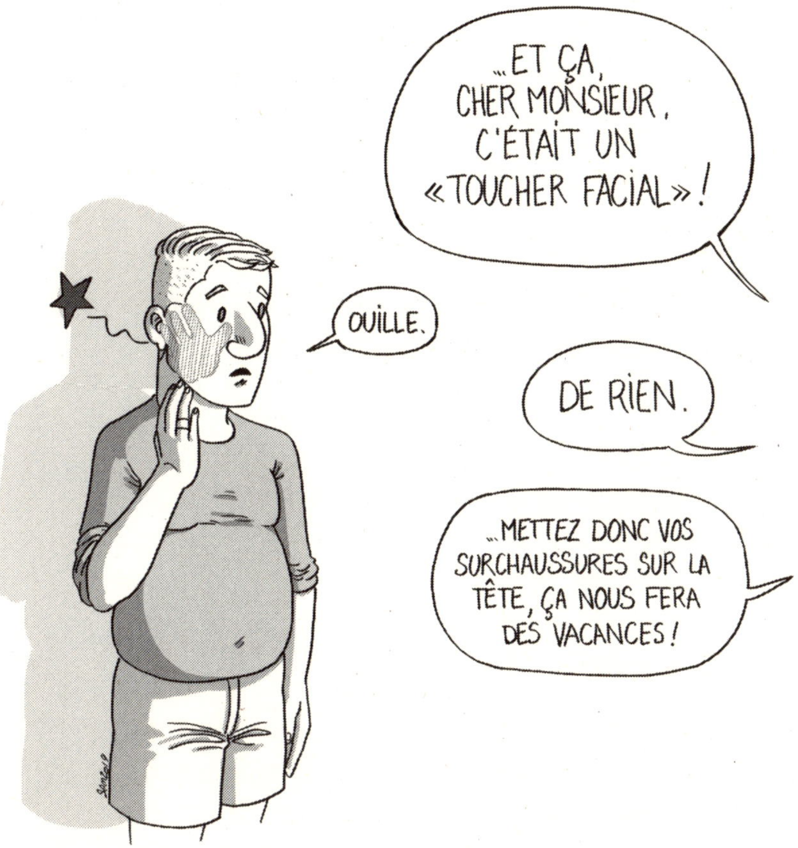
...ET ÇA, CHER MONSIEUR, C'ÉTAIT UN «TOUCHER FACIAL» !
OUILLE.
DE RIEN.
...METTEZ DONC VOS SURCHAUSSURES SUR LA TÊTE, ÇA NOUS FERA DES VACANCES !

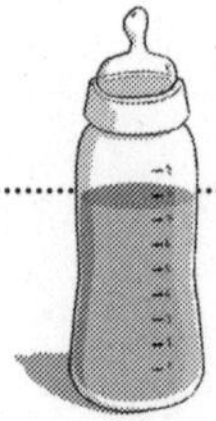

LES MARIS

Les maris sont de plus en plus présents en salle d'accouchement. Certains ne savent pas rester à leur place :

• Il y a ceux qui parlent à la place de la patiente : « Nous avons des contractions depuis X heures », « Nous avons perdu du liquide ou du sang », « Nous voulons une péridurale », ou pire encore « Nous ne voulons pas de péridurale » !

• D'autres se mêlent de notre travail. Bien que complètement étrangers au milieu médical, ils nous disent quoi faire et quand le faire, souvent avec une certaine agressivité. La phrase la plus insupportable pour nous : « Sur Internet, ils disent qu'il faut faire comme ci et pas comme ça ! »

• Certains ne tiennent physiquement pas en place, en tout cas pas à celle qui doit être la leur : à côté de leur compagne et non à notre place, le nez à quelques centimètres du vagin de leur femme pendant que nous pratiquons nos examens gynécologiques. Ils ne se gênent pas en prime pour faire des commentaires très élégants de type « Ma chérie, c'est les chutes du Niagara ici mais en rouge ! »

• N'oublions pas enfin ceux qui s'évanouissent et dont on doit s'occuper plus que de leur femme !

Mais je garde en mémoire tous les autres, si sympathiques et reconnaissants, qui savent apporter un vrai soutien dans des moments souvent intenses et parfois difficiles !

Après l'effort, le réconfort !

Cela faisait deux heures que la patiente était remontée du bloc après avoir subi une césarienne. J'étais passée la voir régulièrement depuis son retour.

Au moment de lui administrer ses antibiotiques, je rentre dans la chambre : personne ! Toute personne ayant subi une intervention au niveau du ventre sait qu'il est très difficile de mettre un pied par terre juste après l'intervention.

Je regarde dans la salle de bains : toujours personne. Je commence à m'inquiéter : où peut se trouver une opérée de quelques heures, avec sa perfusion au bras, sa sonde urinaire et sa chemise d'opérée ouverte dans le dos ?

Après l'effort, le réconfort !

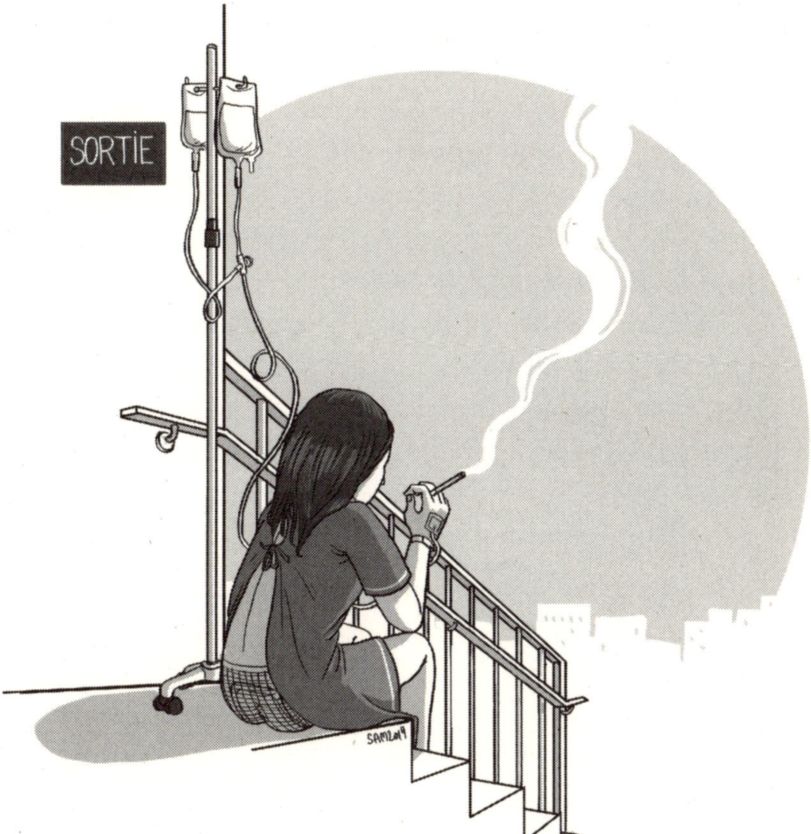

Toutes les collègues se mobilisent pour trouver la patiente. Je me dirige vers l'autre bout du service, ouvre la porte de secours donnant sur un escalier métallique et trouve là ma patiente assise sur la première marche de l'escalier, une main tenant le pied à sérum, l'autre une clope et la sonde urinaire traînant par terre.

La seule et irrépressible envie de cigarette lui avait donné la force de se lever seule, ce qui est formellement interdit, et de supporter la douleur.

Elle a eu droit à un sermon énergique de ma part pendant que je la raccompagnais à sa chambre. Il n'y a pas eu de conséquences mais cela aurait pu mal se terminer. Elle m'a promis de ne plus jamais recommencer !

On dit que le premier lever est difficile mais ça n'est parfois qu'une question de motivation…

Sans filet !

Après l'accouchement, les saignements sont abondants, surtout les premiers jours. Cela nécessite donc de porter des serviettes hygiéniques particulièrement absorbantes et donc plutôt volumineuses.

Elles ne tiennent pas par l'opération du Saint-Esprit. Il faut des culottes que j'appelle « Grand Bateau » pour maintenir ces serviettes en place.

Certaines patientes oublient ce détail et ne mettent que des strings dans leur valise. Il faut alors que leur mari aille dans le magasin le plus proche pour acheter des slips jetables, ce qui, en règle générale, ne leur plaît pas vraiment et met particulièrement mal à l'aise les patientes.

Pour information, sachez donc que le nec plus ultra du slip jetable post-accouchement est le slip filet. Comme son nom l'indique, il est en mailles, transparent, a la forme d'un short mal taillé… Un vrai tue-l'amour !

Mais cela n'empêche pas certaines femmes de déambuler dans les couloirs, un tee-shirt court pour seul vêtement, le derrière à l'air, deux grosses serviettes coincées dans le fameux slip filet, au vu et au su de tout le monde.

Il est des spectacles dont les visiteurs se passeraient volontiers !

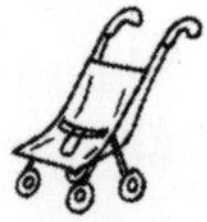

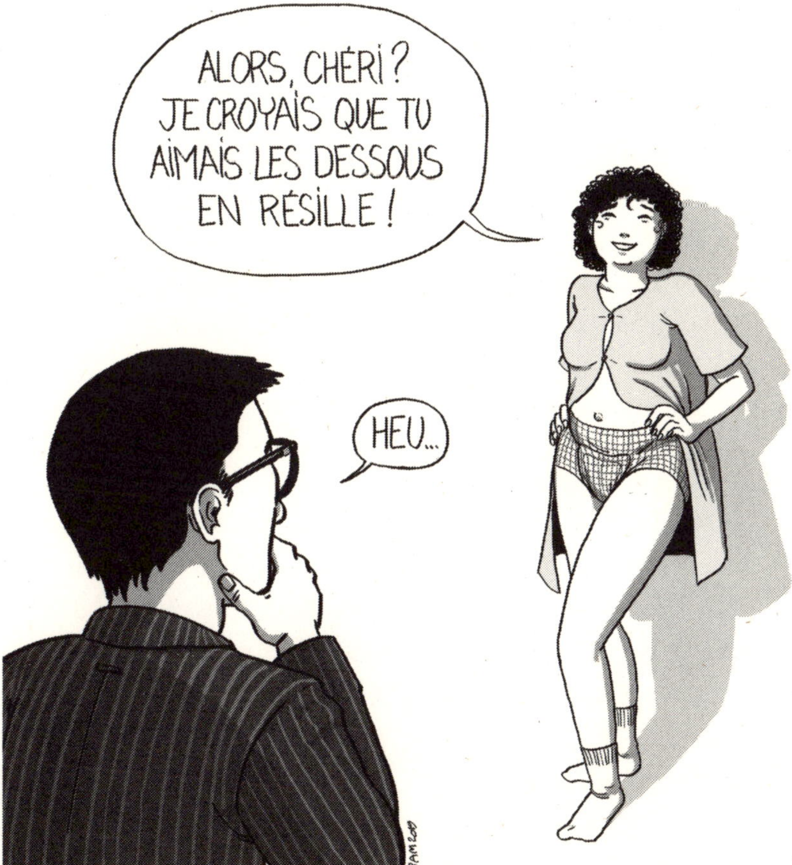
ALORS, CHÉRI ?
JE CROYAIS QUE TU
AIMAIS LES DESSOUS
EN RÉSILLE !
HEU...
SAM 2019

Le cœur a ses raisons que la raison ne connaît pas

L'hôpital était construit au bord de la rivière, c'était agréable pour la vue. Ça l'était moins quand la ville a subi une inondation historique qui a envahi la majeure partie du centre-ville et affecté l'hôpital. Le service de radio situé en sous-sol était sinistré. Mais ce qui nous posait le plus de problèmes, c'étaient les ascenseurs. Le fond des cages était noyé, impossible de se servir du moindre ascenseur.

Il s'agissait d'un gros établissement qui recevait une grande partie des malades de la région. Les services se trouvaient sur plusieurs étages : le bloc au premier et le service de chirurgie gynécologique au rez-de-chaussée.

J'étais alors sage-femme dans ce service. Mon travail consistait à m'occuper des patientes devant subir ou ayant subi une intervention plus ou moins lourde. Il fallait donc trouver un moyen pour emmener et ramener les femmes du bloc en passant par les escaliers.

À la guerre comme à la guerre : c'est l'armée qui est venue à notre secours.

Le service militaire était encore en vigueur et ce sont les jeunes appelés qui sont venus faire du brancardage comme sur les champs de bataille.

Les patientes de tout âge, surtout les plus âgées, il faut bien le reconnaître, étaient d'abord inquiètes puis ravies de voir de charmants jeunes hommes les porter à bout de bras musclés !

Il n'y avait pas que les patientes qui appréciaient leur présence ! Je crois me souvenir que certaines idylles se sont nouées dans le service pendant les deux semaines de présence de ces soldats !

Le cœur a ses raisons…

Le soir du réveillon

Il est 20 heures en ce soir de 31 décembre. Nous sommes deux personnes de garde, une sage-femme et une auxiliaire puéricultrice. Il est difficile de partir de chez soi un soir pareil en sachant que tout le monde ou presque va passer la soirée à faire la fête.

Comme toutes les autres nuits, même les dimanches, nous sommes là pour assurer les urgences : accouchements, consultations pour problèmes médicaux liés à la grossesse… Mais ce soir nous sommes en effectif restreint.

La sonnette retentit. J'ouvre à un jeune couple dont la femme est visiblement proche du terme de sa grossesse. Elle a un grand sourire en approchant de l'accueil et ne semble pas souffrir le moins du monde.

Je lui demande :

« Qu'est ce qui vous amène ? Vous avez des contractions ? Vous avez perdu les eaux ?

— Non, je viens pour ma consultation de terme. Mon médecin m'a dit de venir le jour de mon terme pour voir si tout allait bien, alors me voilà !

— Mais les consultations prévues se font aux heures ouvrables, lorsque les médecins sont encore à leur cabinet. Là nous n'assurons que les urgences, vous auriez dû venir ce matin !

— Mon mari travaillait, je voulais qu'il soit là. Il est rentré tard et le temps qu'on se prépare pour la soirée, on est invités chez des amis pour le réveillon, on n'arrive que maintenant. De toute façon, vous êtes là pour ça et il faudrait vous dépêcher sinon, on va arriver en retard ! »

C'était la phrase de trop… J'ai pris cette dame en consultation, j'ai fait mon travail, mais au lieu de la garder les trente minutes suffisantes à ce genre de consultation, cela m'a pris une bonne heure et demie !

Je crois qu'ils ont manqué l'apéro…

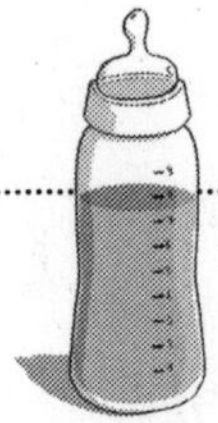

LAPSUS RÉVÉLATEUR ?

Le grand classique du : « Venez vite, ma femme a perdu les os ! » ou sa variante : « J'ai perdu la pochette des eaux ! »

Accouchement sous X

Certaines patientes se trouvent dans des situations très difficiles qui ne leur permettent pas de subvenir aux besoins d'un enfant. Si la grossesse est découverte trop tard, ou si la patiente ne peut pas avoir d'interruption de grossesse pour des raisons personnelles, la seule solution est de confier le bébé aux services sociaux à sa naissance. C'est l'accouchement sous X.

L'identité de la patiente n'est connue que de son médecin, les papiers d'identités sont sous enveloppe afin que personne n'y ait accès sauf en cas d'urgence. La pauvre jeune femme est souvent très mal à l'aise avec le personnel, ayant peur d'être jugée, ce qui malheureusement arrive. Il est difficile pour nous de rester neutre ;

certaines n'y parviennent pas et ne se sentent pas capables de s'occuper de ces personnes. D'autres le font en étant extrêmement froides, ce qui rajoute au malaise de la future accouchée.

Ces femmes vivent pourtant un drame personnel ; je ne pense pas qu'il y en ait qui abandonnent leur bébé de gaieté de cœur. Elles ont au contraire besoin d'être entourées et soutenues d'autant plus qu'elles sont rarement accompagnées.

Lorsque le bébé vient au monde, elles ont le choix de le voir ou non. Il y a souvent des pleurs dans la salle au moment de la séparation ; toujours une grande tristesse. La maman reste le minimum de jours hospitalisée et dans un autre service que celui où se trouve le bébé. L'enfant reste en pouponnière quelques jours, passant de bras en bras, chouchouté par tous les membres du personnel, jusqu'à ce que les services sociaux viennent le récupérer.

Il est troublant de noter que ces bébés sont toujours extrêmement sages et calmes. Ils ne font pas de bruit, comme s'ils avaient peur de déranger !

Mauvais exemples

Lorsqu'il s'agit de venir à la maternité, plusieurs possibilités s'offrent aux futurs parents : venir avec leur véhicule, se faire accompagner par des tierces personnes, prendre les transports en commun, appeler un taxi ou encore appeler les secours, les pompiers ou le SAMU. La plupart du temps, c'est le mari, stressé, qui conduit sa femme jusqu'à la maternité. Mais certains ne se gênent pas pour profiter du système et appeler le SAMU à tout bout de champ : le transport est gratuit. Enfin, et heureusement ils ne sont pas nombreux, il y a ceux qui prennent des risques inconsidérés !

L'une de mes amies et collègue, habitant à plus de 30 kilomètres de l'hôpital où elle devait accoucher, a perdu les eaux et s'est mise à contracter. C'était la veille de la date prévue de son accouchement. Avant de partir à la maternité, elle a fignolé ses préparatifs, pensant avoir le temps avant que les contractions ne deviennent insupportables. Elle a trop attendu et ne se sentait plus en état de prendre le volant... Un gros problème étant donné que son mari n'avait pas son permis de conduire. Elle avait toujours prévu de se conduire elle-même à l'hôpital, d'autant plus que la date de son accouchement était fixée depuis longtemps. Finalement, ils ont pris un grand risque : c'est le mari, qui était en formation de conduite, qui a conduit la voiture, dans un état de stress intense augmenté par les cris que poussait sa femme à chaque contraction. Ils sont heureusement arrivés sains et saufs et nous l'avons césarisée une heure plus tard.

Ce n'est pas le seul couple d'inconscients que je connais ! Quand je travaillais à Paris, une patiente est arrivée en catastrophe à 8 centimètres de dilatation après avoir conduit seule pendant une heure. Elle venait de banlieue et avait roulé à tombeau ouvert sur l'autoroute, ralentissant et empiétant sur la bande d'arrêt d'urgence à chaque contraction pour souffler, comme elle l'avait fait pour ses deux accouchements précé-

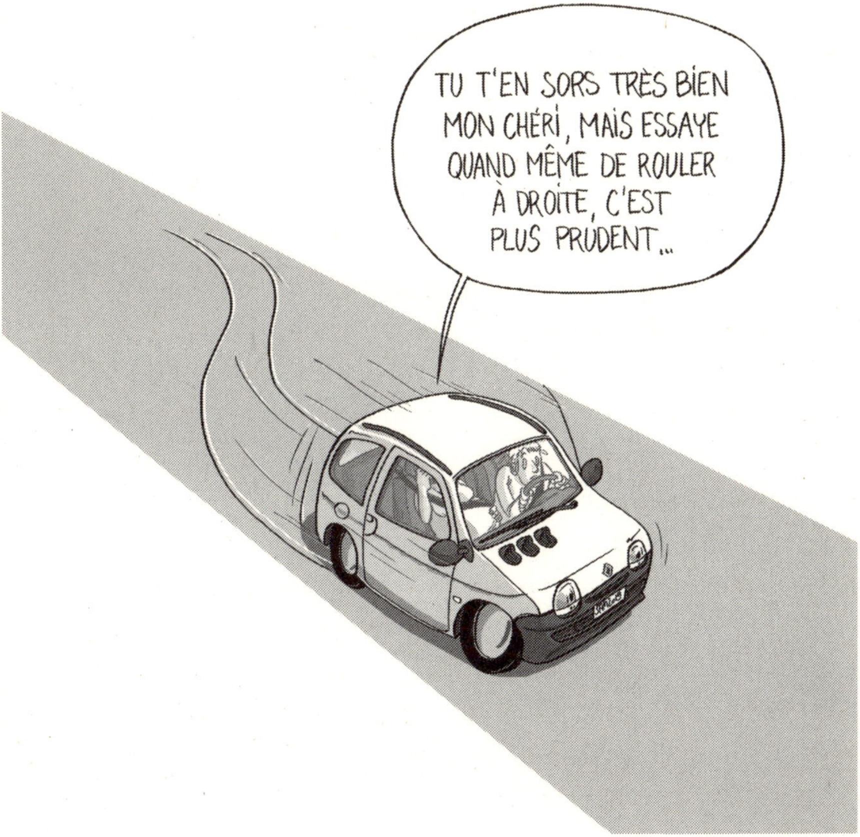
TU T'EN SORS TRÈS BIEN MON CHÉRI, MAIS ESSAYE QUAND MÊME DE ROULER À DROITE, C'EST PLUS PRUDENT...

dents. Nous l'avons conduite en salle d'accouchement en grillant la priorité à toutes les autres femmes qui étaient en salle d'attente. Quinze minutes chrono plus tard, elle tenait dans ses bras une ravissante petite fille de 4 kilos.

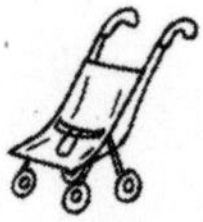

Ne jamais dire jamais !

Les avis sont partagés en ce qui concerne l'accouchement à domicile. Que ce soit parmi les patientes ou parmi le personnel soignant, vous avez les fervents adeptes et les farouches opposants. Chacun a ses arguments. Mais, même dans ce domaine, la nature est joueuse et pleine de surprises.

J'ai travaillé de nombreuses années en salle d'accouchement avec une jeune infirmière qui était foncièrement contre l'accouchement à domicile, estimant que c'était prendre vraiment trop de risques pour la maman comme pour le bébé. Son premier accouchement s'est passé de manière assez banale à la maternité où nous travaillions, avec une durée de travail classique pour la mise au monde d'un premier bébé. Elle n'a bien sûr pas changé d'avis lorsqu'elle s'est retrouvée enceinte de son second.

Elle avait des contractions supportables depuis à peine plus d'une heure, elle a donc conseillé à son mari de se préparer tranquillement pour aller à la maternité, sachant qu'un deuxième accouchement est souvent plus rapide qu'un premier, généralement moitié moins long pour celles qui ont de la chance. Ils se retrouvent sur le palier, attendant l'ascenseur lorsqu'elle perd brutalement les eaux. Les contractions deviennent aussitôt d'une intensité inouïe et elle a immédiatement envie de pousser. Elle se tourne vers son mari et lui dit calmement : « Chéri, on rentre ! Pas le temps d'aller à la maternité ! »

Elle a eu à peine le temps de s'allonger sur le sol de son séjour que son bébé est arrivé. Elle a guidé son mari pour les premiers gestes, qui l'a accompagnée comme un chef. Elle est arrivée avec le bébé dans les bras à la maternité, amenée par le SAMU. C'est seulement à ce moment-là que son mari a commencé à ressentir le stress consécutif à ce qu'ils avaient vécu.

« Pour une militante anti-accouchement à domicile, j'ai fait fort ! » a-t-elle commenté avec humour.

Dans la vie, on ne peut jamais jurer de rien.

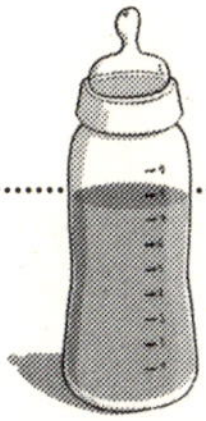

DRÔLE D'IDÉE !

Après la pose de la péridurale :
« Je ne peux pas me recoucher, j'ai une aiguille dans le dos ! »

Les petits doigts

En tant que sage-femme, nous avons le privilège d'être les premières personnes au monde à toucher le bébé. Une fois que la poche des eaux est rompue, nous sommes en contact direct avec le bébé. En général, il subit notre contact, mais dans des cas rares et particuliers, nous avons un réel échange.

Quand le visage arrive en premier, nous le touchons du bout des doigts. La première fois que ce cas s'est présenté pour moi, j'ai eu un choc quand j'ai senti que mon doigt était tété par une petite bouche de bébé, c'était une sensation vraiment étrange !

Il arrive aussi que la tête du bébé soit haute et qu'il puisse passer une de ses petites mains sur le côté de sa tête. Au moment du toucher vaginal, quand on fait le tour du petit crâne, on tombe sur des petits doigts qui, quelquefois, attrapent les vôtres ! Si vous avez déjà mis votre doigt dans la main d'un nouveau-né, vous savez avec quelle force il le serre.

C'est émouvant de se dire qu'un enfant qui n'est pas encore né vous serre déjà la main.

Jumelle joyeuse

Je faisais l'aide opératoire pour une césarienne en urgence. La maman attendait des jumelles, la voie basse était autorisée. Elle était en travail depuis quelques heures, mais le rythme cardiaque du deuxième bébé donnait des signes de ralentissement. Il a alors été décidé de faire une césarienne.

Nous sortons la première petite fille sans difficulté et nous rendons compte qu'elle tient le cordon de sa sœur qui était encore dans le ventre de sa maman. Son petit poing est serré avec beaucoup de force et j'ai toutes les peines du monde à lui faire lâcher le cordon. C'étaient de vraies jumelles, elles étaient dans la même poche et c'est parce que le cordon était régulièrement serré par la « grande sœur » que nous avions des ralentissements sur le tracé du rythme cardiaque de la « petite sœur ».

Il se passe déjà tant de choses dans un utérus !!!

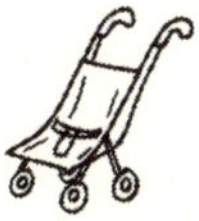

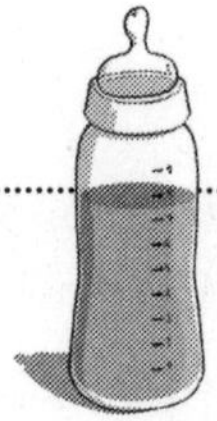

DIFFICILE À PORTER...

La famille Clette a succombé à la mode des prénoms de fille courts et finissant en A, comme Lara ! Sans commentaire...

Où est le bouton stop ?

Le jour de mon propre accouchement, j'ai aidé un enfant à naître.

Mon terme était prévu début janvier, nous étions une semaine avant Noël. Il n'y avait aucune raison pour que mon bébé arrive à ce moment-là mais la nature en a décidé autrement… Le 17 décembre à 4 heures du matin, je me réveille en sursaut pour me précipiter à la salle de bains : je viens de perdre les eaux !

Une douche, un petit déjeuner léger, un méga anti-fuites entre les jambes, car les sièges de voiture ont du mal à se remettre de la perte des eaux, et une valise près de la porte. Une fois que tout est prêt, je réveille avec douceur le futur papa qui, bien sûr, se met immédiatement à paniquer. Mon statut de sage-femme me rendait assez crédible pour le calmer et faire en sorte qu'il m'écoute.

Nous partons donc tranquillement pour la maternité où je travaille et sommes reçus par l'équipe de nuit. Mes copines me font un examen d'entrée rassurant : le bébé se porte à merveille et le col n'est ouvert qu'à un doigt, ce qui est normal car je n'ai que de toutes petites contractions. La patience s'impose donc. En attendant, nous prenons un café.

Aucune chambre libre pour l'instant, surbookage des derniers jours de l'année, et je dois donc patienter dans une des salles d'accouchement.

L'avantage d'accoucher sur son lieu de travail lorsque l'on est sage-femme, c'est de pouvoir choisir son équipe. Ma meilleure amie, sage-femme, devait venir s'occuper de moi, mais étant donné l'heure et le peu de contractions, je décide d'attendre un peu avant de l'appeler. J'envoie mon mari au travail et attends. Commence alors une série de surprises.

Pour commencer, je ne connaissais aucune des deux sages-femmes de garde ce jour-là ! Nous étions en période de vacances scolaires, il s'agissait de deux remplaçantes. Premier jour à la clinique pour l'une, deuxième jour seulement pour l'autre. Heureusement, je connaissais les deux auxiliaires de puériculture, je n'étais pas complètement abandonnée...

La matinée avance, je décide de prévenir mon amie : injoignable. Je laisse un message sur répondeur et attends son appel.

Pendant ce temps, une patiente avait été installée dans la salle voisine de la mienne et la jeune sage-femme venait me voir régulièrement, non pour s'occuper de moi mais pour me demander où elle pouvait trouver tel ou tel matériel dont elle avait besoin au cours du travail de ma voisine.

Je suivais donc de loin l'évolution de la situation lorsque revient la sage-femme très stressée : elle ne connaissait pas le médecin qui allait faire l'accouchement, encore moins ses habitudes ou la façon dont il souhaitait que les patientes soient installées.

Voyant son désarroi, je lui propose alors mon aide pour l'installation de la patiente, précisant que je n'assisterai pas à la naissance : aujourd'hui, j'accouche, je ne veux pas voir l'accouchement d'une autre.

J'imagine la surprise de la patiente quand elle a vu débarquer une autre femme enceinte dans sa salle. Je l'ai tout de suite rassurée en lui expliquant que j'étais sage-femme à la clinique, que mon accouchement n'était pas imminent et que je ne faisais qu'aider ma collègue à préparer le matériel. Je me suis ensuite éclipsée dans ma salle. Il était hors de question que j'assiste à son accouchement.

Puis, j'ai entendu pleurer le bébé. J'étais tout émue. Après cela on est venu me chercher pour m'installer dans une vraie chambre où m'attendait mon amie sage-femme qui était enfin arrivée. Tout s'arrangeait.

Les contractions se sont alors intensifiées et je suis retournée en salle d'accouchement. Le travail a été rapide et la journée s'est terminée en apothéose avec l'arrivée de mon petit Maxime, la plus belle surprise du monde car nous n'avions pas voulu savoir si notre bébé était une fille ou un garçon. Que d'émotions !

Dernière surprise : ma voisine de chambre était la jeune maman du matin ! La boucle était bouclée !

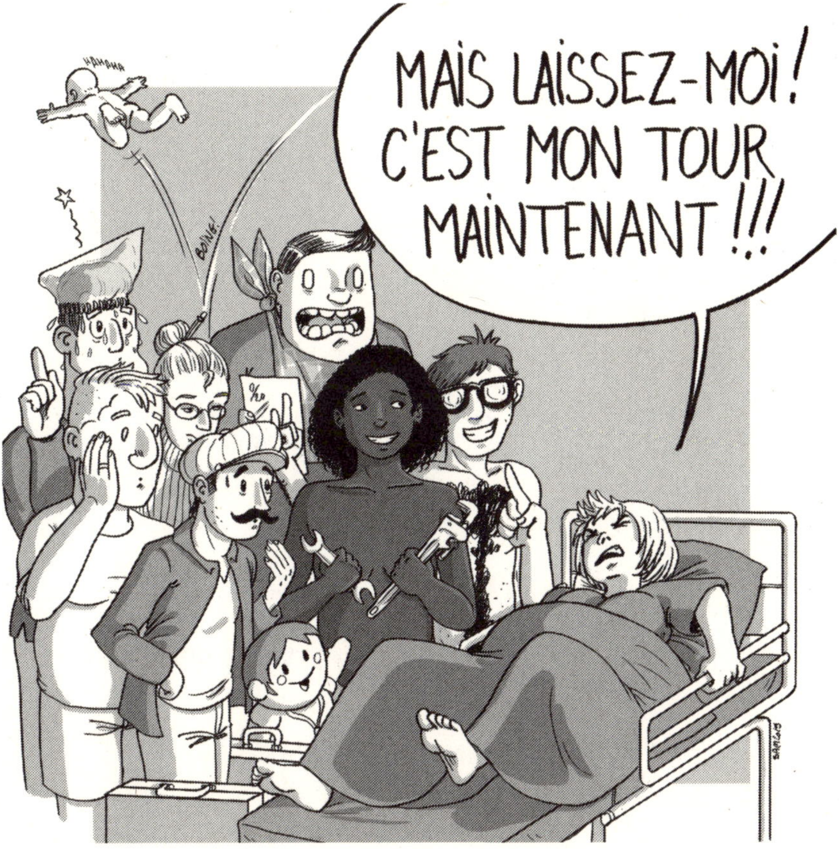
HAHAHA
BOING!
MAIS LAISSEZ-MOI ! C'EST MON TOUR MAINTENANT !!!

MON LIVRE DES RECORDS

Quelques records personnels, non enregistrés, mais qui me restent en mémoire :

- **Mon plus gros bébé né par les voies naturelles :**
5,48 kg

- **Mon plus petit bébé tenu dans les bras :**
580 g

- **La femme enceinte la plus âgée :**
49 ans

- **Ma plus jeune maman :**
12 ans

• La plus grande parité (nombre d'enfants mis au monde) :
15 enfants !

• Le père le plus âgé :
80 ans

• Le plus grand nombre de bébés nés d'une même mère nés la même année :
3. Il s'agit d'une de mes collègues sage-femme mariée à un médecin. Ils ont eu un fils en janvier et des jumelles en décembre de la même année ! Ils étaient censés être assez informés pour savoir comment éviter cette grossesse rapprochée, mais comme on dit, ce sont les cordonniers les plus mal chaussés...

• **Le plus grand nombre d'enfants placés par les services sociaux pour la même mère :**
8. Et elle m'a dit continuer de faire des enfants parce qu'elle adorait les bébés.

• **Le plus grand nombre de césariennes pour une même patiente :**
6. On contre-indique pourtant au-delà de trois.

• **Le plus grand nombre d'accouchements pratiqués seule un jour de garde :**
12. En onze heures.

LES JOURS DE L'ANNÉE OÙ LES FEMMES ACCOUCHENT LE MOINS

- **La Toussaint,** la fête des morts provoque un blocage.

- **Les matchs avec l'équipe de France** pendant les Coupes du monde de football.

- **Les jours de fortes neiges,** lorsque les routes sont très peu praticables. À croire que les conditions climatiques et de circulation influent sur les contractions. Les femmes n'accouchent pas non plus dans d'autres établissements plus proches.

Imprimé en France en octobre 2019
par Normandie Roto Impression s.a.s.
61250 Lonrai
N° d'impression : 1904889
Dépôt légal : novembre 2019
ISBN : 978-2-36075-821-0